Gertrud Teusen

KLEINE SCHILDDRÜSE – GROSSE WIRKUNG

Alles über Hashimoto, Über- und Unterfunktion

Bassermann

IMPRESSUM

ISBN 978-3-8094-3812-0

1. Auflage
© 2017 by Bassermann Verlag, einem Unternehmen der Verlagsgruppe Random House GmbH, Neumarkter Straße 28, 81673 München

Projektleitung: Martha Sprenger
Redaktion: Herta Winkler
Umschlaggestaltung: Atelier Versen, Bad Aibling
Illustrationen: Nadine Schurr
Herstellung: Reinhard Soll

Verlagsgruppe Random House FSC® N001967

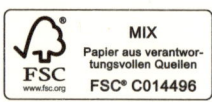

Satz & Layout: Nadine Clemens, München
Druck und Bindung: GGP Media GmbH, Pößneck

Printed in Germany

Inhalt

Vorwort

»Bitte bleiben Sie am Apparat. Sie werden sofort mit der nächsten freien Mitarbeiterin verbunden.« Sicher kennen Sie diese Ansage von verschiedenen Hotlines. Erstaunlicherweise begegnet man ihr manchmal auch, wenn man sich auf die Suche nach einem Facharzt für Schilddrüsenerkrankungen, dem Endokrinologen, macht. Für die Recherche zu diesem Buch war ich natürlich auf der Suche nach kompetenten Gesprächspartnern. Ich habe sie gefunden, aber es war nicht leicht. Und vor allem habe ich sie nicht dort gefunden, wo ich sie ursprünglich gesucht habe. An dieser Stelle möchte ich mich – stellvertretend für die vielen Unterstützer – bei Barbara Schulte von der Schilddrüsenliga Deutschland e.V. (Bonn) bedanken.

Man müsste nun denken, dass es viele Mediziner gibt, die sich mit einem so wichtigen Organ auskennen. In der Praxis ist es jedoch so, dass es überwiegend die Hausärzte sind, die eine erste Diagnose stellen. Nicht zuletzt aus diesem Grund ist die Diagnose »Schilddrüse« häufig ein Zufallsbefund.

Trotzdem sind Schilddrüsenerkrankungen weit verbreitet. Aufklärungsarbeit zu leisten war deshalb eines meiner Ziele und diesem widmet sich die erste Hälfte dieses Buches. Patienten mit einer Diagnose bzw. mit einem konkreten Verdacht finden dann wertvolle Informationen im zweiten Teil.

Dieses Buch zu schreiben war eine große Herausforderung. Ich hätte noch viel mehr Seiten damit füllen können. Falls Sie auf den kommenden 160 Seiten nicht finden sollten, was Sie suchen oder noch konkreteren Informationsbedarf haben, wenden Sie sich vertrauensvoll an die Selbsthilfe-Initiativen. So gibt es beispielsweise bei der Schilddrüsenliga Deutschland e.V. weiterführende Broschüren auch zu eher seltenen Erkrankungen, die Sie dort (www.schilddruesenliga.de) anfordern können.

Nun lade ich Sie aber ein, Ihre Schilddrüse ein bisschen besser kennenzulernen. Für die Suche nach einem kompetenten und hilfsbereiten Experten wünsche ich Ihnen viel Glück – und lassen Sie sich durch lästige Warteschleifen nicht entmutigen.

In diesem Sinne wünsche ich Ihnen »Gute Besserung«

Gertrud Teusen

Kapitel 1

MULTITALENT SCHILDDRÜSE

Die relativ kleine Schilddrüse ist für einen gesunden Organismus extrem wichtig. Sie beeinflusst alle möglichen Körperfunktionen und kann auf unterschiedlichste Weise die Lebensqualität mindern. Sind beispielsweise zu viele oder zu wenige Schilddrüsenhormone im Blut, geraten bei vielen Menschen die Psyche, das Herz-Kreislauf-System und das Körpergewicht aus der Balance. Die betroffenen Patienten fühlen sich einfach nicht mehr wohl in ihrer Haut. Dabei sind es oft viele Kleinigkeiten, die in der Summe extrem lästig sind.

Lage, Größe und Form

Die Schilddrüse liegt im Hals, und zwar kurz unter dem Kehlkopf und vor der Luftröhre. Im gesunden Zustand ist sie so klein, dass sie von außen kaum gesehen oder ertastet werden kann. Beim Schlucken allerdings bewegt sich der Kehlkopf und die Schilddrüse gleich mit. Durch diese Schluckbewegungen kann der geübte Blick des Facharztes feststellen, ob die Schilddrüse in Form und Größe auffällig verändert ist. Das ist zwar keine gesicherte Diagnose, sondern nur ein wertvoller Hinweis darauf, ob weitere Untersuchungen notwendig sind.

Die Schilddrüse ist ungefähr so groß wie eine Walnuss. Bei einer Frau wiegt das Organ etwa 18 Gramm und beim Mann kann es bis zu 25 Gramm wiegen. Durch ihre Position erhielt die Schilddrüse ihren Namen: Sie liegt nämlich wie ein **Schild**, umgeben von Halsmuskeln, vor der Luftröhre. Als **Drüse** wird sie bezeichnet, weil die Hormonproduktion ihre wichtigste Aufgabe ist.

Die Schilddrüse hat – mit ein bisschen Fantasie betrachtet – die Form eines Schmetterlings. Sie hat zwei Seitenlappen mit einem Verbindungssteg (Isthmus) in der Mitte. Die Seitenlappen bestehen aus kleinen Drüsenläppchen, den Lobuli. Diese wiederum teilen sich in winzige Bläschen (Follikel) auf. Hinter der Schilddrüse liegen vier pfefferkorngroße Nebenschilddrüsen. An sich ist die Schilddrüse (rein optisch) ein eher unscheinbares Organ, doch hier entstehen die Stoffe, die den ganzen Körper beeinflussen – die Schilddrüsenhormone.

Alle eineinhalb Stunden fließt das gesamte Blut eines Menschen einmal durch die Schilddrüse. Damit ist sie etwa vier- bis fünfmal stärker durchblutet als zum Beispiel die Niere – und das nicht ohne Grund: Die Schilddrüsenhormone, im Wesentlichen T3 (Trijodthyronin) und T4 (Tetrajodthyronin oder Thyroxin), mischen im Körper fast überall mit. Unter ihre Regie fallen beispielsweise das Herz-Kreislauf-System, die Verdauung, der Knochenaufbau und sogar die Psyche.

Der geregelte Hormonhaushalt

Die Schilddrüse ist ein hormonproduzierendes Organ und somit Teil des sogenannten endokrinen Systems. Der geregelte Hormonhaushalt, der durch die Schilddrüsenhormone in Gang kommt, ist, neben dem Nervensystem, das zweitgrößte körpereigene Netzwerk. Die Aufgabe dieses Netzwerks ist es, wichtige Kommunikations- und Steuerungsabläufe im Körper anzuregen und zu optimieren. Dazu gehören so wichtige Bereiche wie Körperwachstum und Knochenstruktur, Verdauung und Fortpflanzung.

Endokrine Drüsen

Davon gibt es im Körper mehrere: Zirbeldrüse, Hypothalamus, Hirnanhangdrüse, Schilddrüse, Nebenschilddrüse, Nebenniere und Bauchspeicheldrüse sowie die weiblichen bzw. männlichen Geschlechtsorgane. Jede einzelne dieser Drüsen produziert bestimmte chemische Stoffe, also Hormone, die ins Blut abgegeben und zu bestimmten **Zielorganen** transportiert werden. Dort bewirken sie den Aufbau, die Veränderung oder die Funktion bestimmter Körperzellen.

Ganz allgemein sind Hormone chemische Botenstoffe, die über den Blutkreislauf zu allen möglichen Körperbereichen transportiert werden. Dabei hat jedes Hormon ein spezielles Ziel, nämlich eine Zelle, an die es andockt und eine Veränderung bzw. Funktion in Gang setzt. Im Falle der Schilddrüsenhormone ist es im Wesentlichen eine Beschleunigung oder Verlangsamung der ursprünglichen Zellaktivitäten.

Obwohl es (vgl. Kasten) viele Drüsen im Körper gibt, so sind diese doch jeweils hochspezialisiert und voneinander unabhängig. Allerdings werden sie alle von der Hirnanhangdrüse gesteuert und vom Hypothalamus, der der Hypophyse vorgeschaltet ist, kontrolliert.

Die Hirnanhangdrüse (auch Hypophyse genannt) ist ein etwa erbsengroßes Organ und zugleich doch der Taktangeber der meisten hormonproduzierenden Drüsen. Sie liegt im Zwischenhirn und ist eng mit dem Hypothalamus verbunden. Acht verschiedene Hormone werden dort produziert – für die Schilddrüse relevant ist vor allem das TSH.

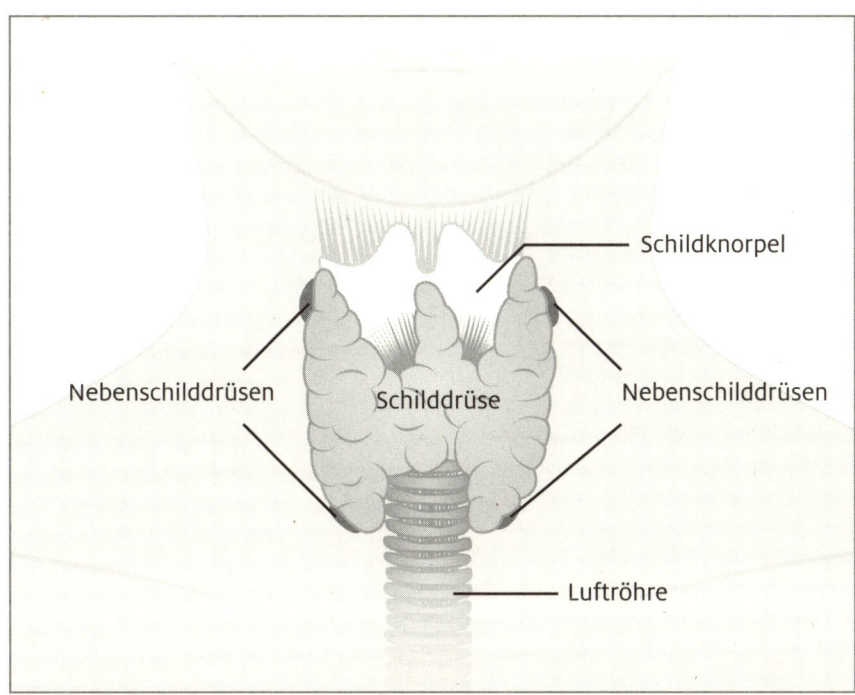

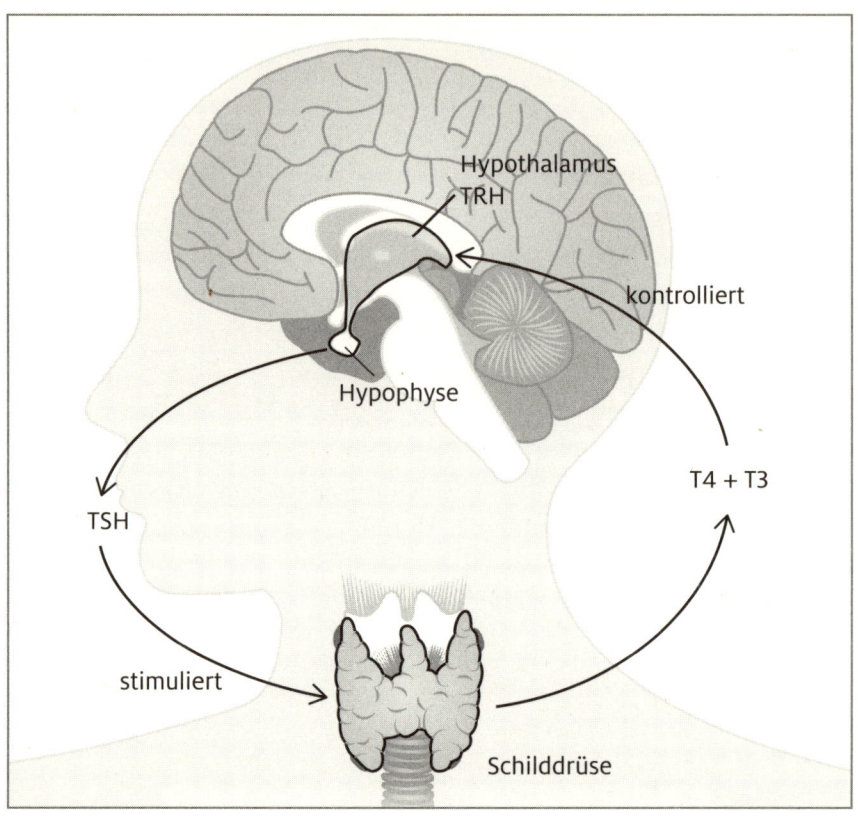

Wenn man nun die Funktionsweise der Schilddrüse verstehen möchte, so kann man sich diesen Regelkreis in etwa so vorstellen:

Im Hypothalamus wird das Hormon TRH produziert. Es wird auch als **Thyreotropin releasing hormone** bezeichnet. Dieses Hormon wird an die Hypophyse weitergeleitet, die damit sozusagen den Auftrag erhält, ein weiteres Hormon zu produzieren: das TSH. Je mehr TSH ins Blut abgegeben wird und auf diesem Weg in die Schilddrüse gelangt, desto intensiver ist die Reaktion der Schilddrüse: Sie produziert quasi als Antwort T4- und T3-Hormone (sowie einige andere, vgl. S. 12). Diese werden einerseits in der Schilddrüse gespeichert und andererseits ebenfalls ins Blut abgegeben.

Die Hormonproduktion der Schilddrüse wird also über die Hypophyse initiiert und dem jeweiligen Bedarf angepasst. Ist ein gewisser Level an

Schilddrüsenhormonen im Blut erreicht, wird die Produktion wiederum über Hypothalamus und Hypophyse gedrosselt.

Die Schilddrüsenwerte, die beispielsweise durch Laboruntersuchungen ermittelt werden, zeigen also nicht nur, ob die Schilddrüse an sich arbeitet, sondern auch, ob und wie gut der Regelkreis zwischen Schilddrüse und Hirnanhangdrüse funktioniert.

Nun gehört es auch zum Gesamtverständnis dieses komplexen Vorgangs, die einzelnen Protagonisten genauer zu betrachten:

Ganz allgemein gibt es zwei Gruppen: Das TSH nennt man im medizinischen Fachjargon auch **zentraler Schilddrüsenwert** (Thyreotropin). Die Schilddrüsenhormone T3 und T4 werden als **periphere Schilddrüsenwerte** bezeichnet.

Der zentrale Schilddrüsenwert

Die Abkürzung TSH steht für **Thyreotropin**. Im Fachjargon wird dieses Hormon auch als **Thyreoidea stimulating hormone** bezeichnet. Der Name gibt zugleich einen guten Hinweis auf die Aufgabe, nämlich die Stimulierung der Hormonproduktion in der Schilddrüse. TSH wird von der Hypophyse produziert und über die Blutbahn zur Schilddrüse transportiert. Dort angekommen, regt es die Aufnahme von Jod an und fördert damit die Produktion von T4 und T3.

Schilddrüsenhormone und ihre Normbereiche

Schilddrüsenhormone	Normalwerte
T3	1,4 – 2,8 nmol/l
fT3 (freies T3)	2,2 – 5,5 pg/ml
T4	71 – 142 nmol/l
fT4 (freies T4)	0,6 – 1,8 ng/dl pmol/l
Thyreotropin (TSH)	0,4 – 2,5 mU/l

Die peripheren Schilddrüsenwerte
Als periphere Schilddrüsenwerte bezeichnet man T3 und T4.

Die Abkürzung für Trijodthyronin ist T3.
Das ist das wirkungsvollste Schilddrüsenhormon und bleibt bis zu 19 Stunden im Organismus, bevor es abgebaut wird.

Die Abkürzung für Thyroxin bzw. L-Thyroxin ist T4.
Diese T4-Hormone sind chemisch gesehen überwiegend eine Vorstufe zum T3. Deshalb kursieren in der Regel dreimal mehr T4-Hormone im Organismus als T3. Sie werden bedarfsgerecht in den Körperzellen umgewandelt.

Freies T3 und T4 (auch fT3 und fT4)
Sie gehören ebenfalls zu den peripheren Schilddrüsenhormonen. Während T3 und T4 nicht frei im Blut zirkulieren, weil sie an ein sogenanntes Transportprotein (das ist eine Eiweißform) gebunden sein müssen, können freie T3- und T4-Hormone ungebunden als Botenstoffe durchs Blut zirkulieren.

Das wichtigste Bindungseiweiß ist das Thyroxin bindende Globulin (TBG).

Zu den Schilddrüsenhormonen gehört auch das **Calcitonin**. Dieses Hormon steuert den Kalzium- und Phosphathaushalt. Erhöhte Werte können unter anderem auf Schilddrüsenerkrankungen hindeuten.

Schilddrüse & Stoffwechsel: Alles und Nichts?

Eine der wichtigsten Funktionen der Schilddrüse ist die Regulierung des Stoffwechsels. Doch was ist überhaupt der Stoffwechsel? Der Stoffwechsel ist Teil der Verdauungsabläufe im Organismus. Bei der Verdauung geht es darum, körperfremde Substanzen – also Nahrung – in körpereigene Substanzen umzuwandeln. Diesen Umwandlungsprozess, den die Nahrung dabei durchläuft, nennt man Stoffwechsel (im Fachjargon Metabolismus). Er beginnt im Mund und endet im Darm.

Metabolismus (oder Stoffwechsel) ist der Oberbegriff für alle chemischen Vorgänge im Körper. Diese finden auf zwei Ebenen statt:

Zuerst wird die Nahrung in ihre Grundbausteine zerlegt. Das sind Eiweiße (Proteine), Fette und Kohlenhydrate. Diese wiederum werden nochmals aufgespalten in Aminosäuren bei den Proteinen, Fettsäuren und Glyzerin bei den Fetten und Einfachzucker bei den Kohlenhydraten. Im Körper werden diese Bestandteile zur Energiegewinnung und zum Aufbau körpereigener Substanzen genutzt.

An diesen komplizierten Vorgängen im Körper sind mehrere hundert verschiedene Enzyme (also stoffwechselanregende Substanzen) beteiligt. Fehlt nur eines von ihnen, so gerät die sensible Balance im Organismus bereits aus dem Gleichgewicht. Man fühlt sich irgendwie unwohl. Halten die Unstimmigkeiten längere Zeit an, wird man richtig krank.

Funktioniert die Verdauung reibungslos, dann fühlen wir uns energiegeladen, leistungsfähig und gesund. Das bedeutet aber auch, dass unser Körper mit allen Nährstoffen versorgt wird, die er braucht. Damit das reibungslos klappt, werden Nahrungsmittel während des Verdauungsprozesses aufgespalten und zerlegt, sodass der Körper daraus Energie und Nutzen ziehen kann.

Nährstoffe gelangen hauptsächlich durch den Dünndarm in den Organismus. Über den Blutkreislauf werden alle Organe und im Endeffekt jede Zelle des Körpers mit dem versorgt, was sie brauchen. Im Gegenzug wird alles, was nicht gebraucht wird, ausgeschieden. Auch dafür sorgt der Stoffwechsel. Die komplizierten Stoffwechselvorgänge finden überall im Körper statt und sorgen auch dafür, dass Giftstoffe entfernt werden, bevor sie Schaden anrichten können. Das bedeutet im Umkehrschluss aber auch, dass im Körper Schlacken und Giftstoffe zurückbleiben, wenn der Stoffwechsel nicht richtig funktioniert. In der Folge entstehen unterschiedlichste Erkrankungen – und auch deshalb haben Fehlfunktionen der Schilddrüse so viele unterschiedliche Symptome.

Stoffwechselstörungen –
wenn die Chemie nicht stimmt

Wenn bestimmte chemische Abläufe im Körper nicht so ablaufen, wie sie sollen, gerät der Stoffwechsel aus dem Takt. Im Wesentlichen unterscheidet man drei Bereiche:

▶ Einige Stoffwechselstörungen sind auf angeborene oder erworbene Anomalien zurückzuführen. Dabei werden bestimmte Enzyme nicht oder nicht ausreichend zur Verfügung gestellt. Die Folge sind Enzymmangelerkrankungen. Diese sind extrem vielfältig und reichen von Altersflecken, Warzen, schlecht heilenden Wunden, hässlichen Narben und langsam verschwindenden Blutergüssen bis zu Arteriosklerose oder Laktoseintoleranz.

▶ Andere Stoffwechselstörungen haben ihre Ursache im endokrinen System. Das bedeutet, dass zu viele oder zu wenige Hormone, die die Stoffwechselaktivitäten kontrollieren, produziert werden. Ein typisches Beispiel sind Schilddrüsenüber- oder -unterfunktionen, aber auch Diabetes.

▶ Darüber hinaus treten Stoffwechselstörungen noch in anderen Bereichen auf. Bei der Hyperlipidämie beispielsweise ist der Fettstoffwechsel gestört, bei der Gicht bleibt zu viel Harnsäure im Blut oder bei der Hyperkalzämie ist der Kalziumgehalt im Blut zu hoch. Eine bekannte stoffwechselbedingte Knochenerkrankung ist die Osteoporose.

Was sind Enzyme?

Enzyme sind Eiweißkörper, die als Beschleuniger der chemischen Vorgänge im Körper fungieren. Es gibt Tausende von Enzymen, die jeweils eine andere chemische Struktur haben. Dieser individuelle Aufbau legt fest, welche Reaktionen im Körper dadurch gesteuert werden. Jede Körperzelle produziert die verschiedensten Enzyme, die Nährstoffe beeinflussen, aufspalten und verändern, sodass diese für die Zelle, das Gewebe oder das Organ nützlich sind. Ohne sie wäre jegliche Nahrung nutzlos, weil die entsprechenden Organe oder Körperzellen mit ihr nichts anfangen könnten.

Multiplayer Schilddrüse

Die Rolle der Schilddrüse spielt sich vornehmlich in den Zellen ab. Der sogenannte Zellstoffwechsel hat unterschiedliche Auswirkungen. Unter anderem können die Zellen mehr Sauerstoff und Kohlenhydrate (Zucker) aufnehmen, wenn sie ausreichend durch Schilddrüsenhormone versorgt werden. In einem nächsten Schritt wirkt sich das positiv auf die Verdauung und den Blutdruck aus. Auch die Körpertemperatur wird dadurch reguliert. Da Stoffwechselvorgänge im ganzen Körper stattfinden, profitieren von einem ausgeglichenen Hormonstatus auch die Nervenzellen und die Gehirntätigkeit. Deshalb haben Schilddrüsenfehlfunktionen auch Auswirkungen auf die Psyche und das seelische Gleichgewicht.

Damit allein ist es aber nicht getan. Ein Multiplayer mischt überall irgendwie mit – hier eine kleine Auswahl:

Als Hauptindiz für eine Fehlfunktion der Schilddrüse wird ein veränderter **Grundumsatz** gewertet. Im Volksmund kennt man ja den »guten« bzw. »schlechten Futterverwerter«. Bei manchen Menschen bilden sich Fettpölsterchen schon dann, wenn sie eine Schokolade anschauen – die anderen können so viel essen, wie sie wollen, und nichts setzt sich fest. Plötzlicher Gewichtsverlust bzw. Gewichtszunahme kann einen Hinweis auf ein Schilddrüsenproblem sein – muss es aber nicht. Auch wer ständig friert oder häufig schwitzt, leidet unter Umständen an einer Schilddrüsenfehlfunktion.

Das Herz-Kreislauf-System ist eine sensible Angelegenheit und Probleme können mannigfaltige Ursachen haben. Schilddrüsenfehlfunktionen machen auch mal einen hohen Puls oder eben einen extrem langsamen. Aus den gleichen Gründen kann der Blutdruck ansteigen oder sinken. Die Herzleistung wird so oder so in Mitleidenschaft gezogen.

Widersprüchlich sind auch die Reaktionen des Nervensystems und der Psyche auf einen Schilddrüsenhormonmangel oder -überschuss. Man ist antriebslos oder hyperaktiv, ewig müde und findet trotzdem keinen Schlaf, depressiv oder aufgekratzt – bei alldem denkt niemand zuerst an die Schilddrüse – oder?

Auch kosmetische Probleme bringt man nicht automatisch mit der Schilddrüse in Verbindung: Ist die Haut zu trocken und kühl oder zu warm und gerötet, könnte das auf eine Schilddrüsenfehlfunktion hinweisen. Auch

Haarausfall oder brüchige Fingernägel können hierin ihre Ursache haben. Selbst geschwollene Augen und Lidränder gehen oft auf das Konto einer unausgeglichenen Hormonbilanz.

Verstopfung oder Durchfall, man nimmt zu oder ab – der Jojo-Effekt ist ganz häufig schilddrüsenindiziert. Ebenso wie auffällige Leberwerte, erhöhte Cholesterinkonzentrationen und ein schwankender Blutzuckerspiegel für eine Schilddrüsenbeteiligung sprechen können – aber eben nicht müssen.

Da Schilddrüsenhormone auch auf den Kalziumstoffwechsel Einfluss nehmen, steigt das Risiko, an Osteoporose zu erkranken. Und weil die Nieren entweder besonders gut oder besonders schlecht durchblutet sind, muss man vielleicht viel öfter auf die Toilette, als einem lieb ist. Alternativ kann auch Wasser im Gewebe eingelagert werden, wenn die Schilddrüse nicht richtig funktioniert.

Dieser kleine Überblick macht deutlich, dass es für alle möglichen Schilddrüsensymptome aus ärztlicher Sicht oft auch noch ganz andere Gründe geben kann. Doch das Offensichtliche ist nicht immer das Richtige. In der Konsequenz haben viele Schilddrüsenpatienten einen langen Ärztemarathon hinter sich, bevor eine Schilddrüsenfehlfunktion festgestellt wird. Kapitel 3 dieses Buches beschäftigt sich nochmal ausführlich und differenziert mit den widersprüchlichen Beschwerden und Symptomen – und den Konsequenzen daraus.

Ohne Jod geht es nicht

Die Schilddrüse braucht Jod, um ihre lebenswichtigen Hormone bilden zu können. Jod ist DAS Spurenelement, das die Schilddrüse dringend braucht, um ihre vielfältigen Aufgaben bewältigen zu können. Jod wird über die Nahrung aufgenommen – und gerade das ist hierzulande ein Problem.

Weil nämlich die Böden in Deutschland, Österreich und Teilen der Schweiz zu wenig von diesem Spurenelement liefern können, wird Jod in diesen Ländern seit Jahren dem Salz beigegeben und als sogenanntes »Jodsalz« verkauft. Daran ist nichts Verwerfliches und auch nichts Schädliches, wie manche Naturfreunde unterstellen. Im Gegenteil: Es ist eine einfache Art und Weise, den Körper mit diesem Stoff zu versorgen.

Fakt ist, der Körper braucht Jod, damit er reibungslos funktionieren kann. Insbesondere die Schilddrüse ist darauf angewiesen, ihr droht eine Unterfunktion, wenn zu wenig Jod aufgenommen wird. Bei Kindern riskiert man durch einen ausgeprägten Jodmangel Entwicklungsstörungen. Nehmen beispielsweise Schwangere zu wenig Jod auf, können ihre Kinder geistig behindert zur Welt kommen.

Den wenigsten ist das bewusst: Rund 30 Prozent der Erwachsenen achten gar nicht darauf, ob sie Jod in ausreichender Menge zu sich nehmen. Bei Kindern und Jugendlichen, die einen erhöhten Jodbedarf haben, sind die Zahlen sogar noch dramatischer.

Schuld daran ist vor allem die Tatsache, dass wir überwiegend industriell gefertigte Lebensmittel zu uns nehmen. Denn in solchen Fertigprodukten ist überwiegend KEIN Jodsalz verarbeitet, das fand der Arbeitskreis Jodmangel heraus. Die Ursachen sind unterschiedliche Regelungen innerhalb Europas, die Exporte verkomplizieren, aber auch die ablehnende Haltung mancher Verbraucher.

Doch: Die normale Ernährung deckt den Jodbedarf kaum. Der Mangel in Deutschland und Österreich wäre sicher noch größer, wenn das Salz nicht jodiert wäre. Ohnehin decken Nahrungsmittel ohne angereichertes Salz den Jodbedarf nur ungefähr zur Hälfte.

Kapitel 2

DIE SCHILDDRÜSE – RUNDUM GESUND!

Eine ausgewogene Ernährung ist der beste Weg, die Schilddrüse ein Leben lang gesund und fit zu halten. Allerdings hängt die Schilddrüsengesundheit nicht allein davon ab, dass der Körper offensichtlich alles bekommt, was er braucht. Gerade bei Schilddrüsenerkrankungen spielen erbliche Faktoren und eine entsprechende Veranlagung eine wesentliche Rolle.

Durch die Beantwortung einiger Fragen können Sie leicht selbst herausfinden, inwieweit Ihre Schilddrüse wahrscheinlich gesund ist oder eben ein Problem bestehen könnte:

- ▶ Gibt es in Ihrer Familie Schilddrüsenprobleme?
- ▶ Fühlen Sie sich häufig müde oder weniger leistungsfähig?
- ▶ Haben Sie bei gleichbleibenden Essgewohnheiten in kurzer Zeit stark ab- oder zugenommen?
- ▶ Schwitzen Sie vermehrt oder frieren Sie auch in gut beheizten Räumen?
- ▶ Spannen Hemden oder Blusen neuerdings am Hals?
- ▶ Sind Sie häufig schlecht gelaunt, gereizt oder grundlos depressiv?
- ▶ Leiden Sie unter brüchigen Nägeln, trockener Haut und/oder Haarausfall?
- ▶ Haben Sie Probleme beim Ein- oder Durchschlafen?
- ▶ Hat sich Ihre Verdauung verändert? Haben Sie häufiger Durchfall oder Verstopfung?
- ▶ Leiden Sie unter Schluckbeschwerden?

Falls Sie mehrere Fragen mit »Ja« beantwortet haben, ist es sinnvoll, einen Arzt aufzusuchen. Eine Blutuntersuchung bringt dann häufig schon erste Hinweise auf eine mögliche Schilddrüsenfehlfunktion.

Für die Gesundheit seiner Schilddrüse kann man einiges tun. An erster Stelle steht dabei die richtige Ernährung. Denn wenn die Schilddrüse nicht die richtigen Nährstoffe erhält, kann sie nicht normal arbeiten. Der wichtigste Treibstoff für die Schilddrüse ist (neben Eisen und Selen) das Spurenelement Jod.

Jod und Salz – die perfekte Kombination

Die Sache mit der optimalen Jodversorgung ist einfach – oder unendlich kompliziert. Das kommt auf die Sichtweise an. Eine perfekte Basisversorgung mit Jod wird durch die Verwendung von Jodsalz gewährleistet. Das klingt unspektakulär und ist es auch. Dennoch gibt es immer mehr Jodsalzgegner, die hinter der Initiative – nämlich dem Speisesalz Jod beizugeben – eine Verschwörung wittern. Aber was wäre denn die Alternative?

Ein kleines Beispiel macht das deutlich: Erwachsene müssten täglich Seefisch essen, um auf die empfohlene Menge von 200 Mikrogramm zu kommen. Wer keinen Fisch mag oder dagegen allergisch ist, müsste ersatzweise ein bis zwei Kilogramm Milch oder Milchprodukte zu sich nehmen oder aber an die 40 Eier verspeisen. Veganer wiederum hätten ein echtes Problem: Sie bräuchten fünf Kilogramm Gemüse oder zehn Kilogramm Obst auf dem Teller, um den Tagesbedarf ausreichend zu decken. Na dann – guten Appetit!

Jodsalz hingegen kann kaum überdosiert werden. Man müsste schon 25 Gramm Salz – das sind etwa fünf Teelöffel voll – täglich konsumieren, um den in Deutschland gültigen Grenzwert von 500 Mikrogramm zu erreichen. Aber selbst das wäre nicht schädlich.

Schädlich hingegen sind unter Umständen Algen oder Seetang. Ein Gramm getrocknete Algen kann bis zu 11 000 Mikrogramm Jod enthalten, damit wird der Grenzwert um mehr als 20-fach überschritten. Das Problem mit diesen Produkten ist, dass der Jodgehalt so sehr schwankt, dass das Bundesinstitut für Risikobewertung vor diesen Produkten warnt. Im Extremfall kann man sich dadurch ein Schilddrüsenproblem (beispielsweise Hashimoto-Thyreoiditis oder eine Schilddrüsenüberfunktion) heranzüchten.

Vergleichsweise harmlos kommt da das Jodsalz daher – und ist konkurrenzlos. In Gourmetsalzen wie beispielsweise dem »Fleur de Sel« ist kaum

Jod enthalten. Natürliches, nicht jodiertes Salz besteht zu 98 bis 99 Prozent aus Natriumchlorid. Den Rest bilden Spurenelemente in so geringer Menge, dass sie für die Gesundheit keine Rolle spielen.

Warum hat denn dann Jodsalz einen so schlechten Ruf? Deutschland galt lange Zeit als Jodmangelland. Aus diesem Grund setzte sich die Weltgesundheitsorganisation (WHO) 1989 für die flächendeckende Verwendung von jodiertem Speisesalz ein. Laut einer Studie der WHO war die Jodversorgung 2004 noch nicht optimal. Etwa 27 Prozent der sechs- bis zwölfjährigen Schulkinder hatten damals einen zu geringen Jodgehalt im Blut. Bei den Erwachsenen waren es sogar 37 Prozent.

Das macht die Notwendigkeit wohl mehr als deutlich. Fakt ist: Um Schilddrüsenerkrankungen vorzubeugen, ist es wichtig, kontinuierlich jodhaltige Lebensmittel zu sich zu nehmen.

So viel Jod braucht der Mensch pro Tag*

Säuglinge bis 4 Monate	40 μg
Babys zwischen 4 und 12 Monaten	80 μg
Kinder zwischen 1 und 4 Jahren	100 μg
Kinder zwischen 4 und 7 Jahren	120 μg
Kinder zwischen 7 und 10 Jahren	140 μg
Kinder zwischen 10 und 13 Jahren	180 μg
Jugendliche und Erwachsene von 13 bis 51 Jahren	200 μg
Erwachsene ab 51 Jahren	180 μg
Schwangere Frauen	230 μg
Stillende Mütter	260 μg

*Die angegebenen Werte beziehen sich auf die durchschnittliche Empfehlung für Deutschland und Österreich – für die Schweiz weichen die Empfehlungen leicht ab (vgl. Quelle).

(Quelle: Deutsche Gesellschaft für Ernährung)

Welche Lebensmittel enthalten Jod?

Man kann noch mehr für seine Schilddrüse tun, als nur mit Jodsalz zu kochen. Folgende Lebensmittel enthalten nachweisbare Mengen Jod:

- ▶ Meeresfrüchte und Seefisch
- ▶ Spinat
- ▶ schwarzer Tee
- ▶ Eier
- ▶ Butter

Soja – gar nicht so gesund?

Die vegane Ernährung als leckere Alternative zu Fleisch- und Wurstprodukten erfreut sich großer Beliebtheit – und verschleiert durchaus den Blick auf mögliche Risiken. Viele Menschen denken, dass etwas, was so gesund erscheint, doch nicht gefährlich sein kann. Doch wie so häufig macht die Dosis das Gift.

Wer sich mit Schilddrüsenerkrankungen beschäftigt, stellt ziemlich schnell fest, dass Soja sogar auf der Negativliste für eine schilddrüsengerechte Ernährung steht. Salopp könnte man sagen – Soja ist der Gegenspieler von Jod. Während das eine die Produktion von Schilddrüsenhormonen unterstützt, schränkt Soja diese eben ein.

Nichtsdestotrotz ist Soja generell gesund: Die Bohnen haben einen hohen Protein- und Nährstoffgehalt. Sie liefern alle essentiellen Aminosäuren, also Eiweißbausteine, die der Körper nicht selbst herstellen kann und doch für einen funktionierenden Stoffwechsel braucht. Sojaprodukte wie beispielsweise Tofu enthalten viele einfach und mehrfach ungesättigte Fettsäuren und vermeiden dadurch Cholesterinablagerungen.

Kritisch ist Soja vor allem durch die sogenannten Isoflavone. Das sind sekundäre Pflanzenstoffe, die strukturell dem menschlichen Hormon Östrogen gleichen und die den Hormonhaushalt beeinflussen können. Wer also beispielsweise an einer Schilddrüsenunterfunktion leidet, kann – wenn er zu viel Sojaprodukte zu sich nimmt – die Produktion von Schilddrüsenhormonen drosseln. Gesunde Personen (die keine Schilddrüsenbeschwerden haben) müssen keine negativen Auswirkungen auf die Schilddrüse fürchten. Insgesamt ist die Forschungssituation noch unübersichtlich.

Das Bundesinstitut für Risikobewertung (BfR) bewertet es so: »Die Aufnahme von Isoflavonen im Rahmen einer normalen Sojakost kann bei üblichen Verzehrmengen nach dem gegenwärtigen wissenschaftlichen Kenntnisstand als unbedenklich angesehen werden.«

Empfehlungen nur mit Vorsicht genießen!

Viel hilft nicht immer viel. In dieser Hinsicht sind Schilddrüsenerkrankungen tückisch. Iss jenes und vermeide dieses – so einfach ist es nun mal nicht. Denn wenn es so einfach wäre, würde es ja jeder machen. Aber manche Schilddrüsenerkrankungen reagieren genau darauf: Wer an einer Autoimmunerkrankung der Schilddrüse wie Morbus Basedow oder Hashimoto-Thyreoiditis leidet bzw. wer eine genetische Veranlagung dafür besitzt, sollte darauf achten, dass er nicht zu viel Jod zu sich nimmt. Andere Schilddrüsenstörungen reagieren empfindlich auf Sojaprodukte.

Vitamine, Mineralstoffe & Spurenelemente

Vitamin A

Vitamin A ist nicht nur irgendein Vitamin – in der Tat sind es viele verschiedene Stoffe, die unter dem Begriff **Vitamin A** gehandelt werden. Beispielsweise das Retinol, das fälschlicherweise oft mit Vitamin A gleichgesetzt wird. Zudem gibt es Vorstufen zu Vitamin A, die man Provitamine nennt und vom Körper zu Vitamin A umgewandelt werden. Beta-Carotin ist zum Beispiel ein solches Provitamin A.

Vitamin A gehört zu den fettlöslichen Vitaminen und der Organismus braucht es unter anderem für gesunde Augen, gesunde Haut und Schleimhäute. Vitamin A ist außerdem wichtig für die Wachstumsprozesse vieler Zellen.

Vitamin-A-reiche Lebensmittel:

► **Obst:** Aprikosen, Mango, Feige und Ananas

► **Gemüse:** Möhren, Paprika, Brokkoli, Tomaten, Süßkartoffeln, Grünkohl und Spinat. Da Vitamin A ein fettlösliches Vitamin ist, sollte bei der Zubereitung (beispielsweise Karotten) immer ein Schuss Öl oder Butter als Fett zugegeben werden, um das Vitamin aus dem Gemüse zu lösen.

► **Tierische Produkte:** insbesondere Leber, schon ein kleines Stück deckt den täglichen Vitamin-A-Bedarf. Butter und Käse.

► **In Bezug auf die Schilddrüse:** Vitamin A ist ein Antioxidans. Das bedeutet, es stärkt das Immunsystem. Das ist besonders bei Hashimoto-Thyreoiditis wichtig. Darüber hinaus hilft es gegen virale und bakterielle Infektionen.

Vitamin B12

Vitamin B12 ist ein Sammelbegriff für verschiedene Verbindungen mit derselben chemischen Grundstruktur, die man Cobalamine nennt. Das Vitamin ist an der Blutbildung beteiligt und gilt als das Stoffwechselvitamin schlechthin. Es ist beispielsweise am Abbau gewisser Fettsäuren beteiligt. Zudem ist Vitamin B12 in der Lage, im Körper gespeicherte Folsäure zu lösen und in aktive Folsäure umzuwandeln. Allerdings kommt Vitamin B12 überwiegend an Eiweiße gebunden vor – was bedeutet, dass es in vielen tierischen Lebensmitteln vorhanden ist.

Vitamin-B12-reiche Lebensmittel:

► **Obst:** Datteln

► **Gemüse:** Sauerkraut. Die schlechte Nachricht für Vegetarier und Veganer: Ausreichende Mengen B12 lassen sich kaum durch Hülsenfrüchte, Kartoffeln und bestimmte Getreidesorten kompensieren. In diesem Fall sollte man über Nahrungsergänzungsmittel nachdenken, um die Vitamin-B12-Versorgung zu gewährleisten.

► **Tierische Produkte:** Fleisch, Fisch, Eier, Milch und Milchprodukte wie Butter und Käse.

► **In Bezug auf die Schilddrüse:** Vitamin B12 unterstützt den Stoffwechsel und tut somit auch der Schilddrüse gut.

Vitamin C

Vitamin C gehört zu den wasserlöslichen Vitaminen und wird am besten frisch genossen, beispielsweise durch Obst und Gemüse. Es hilft beim Aufbau von Bindegewebe und bringt Schwung ins Immunsystem. Es ist reich an Antioxidantien und gilt deshalb auch als Radikalfänger. Das bedeutet, es schaltet sogenannte **freie Radikale** aus, die im Körper entstehen und unter Umständen gefährlich werden können. In diesem Zusammenhang trägt Vitamin C dazu bei, krebserregende Stickstoffverbindungen (Nitrosamine) aus Lebensmitteln unschädlich zu machen. Zudem fördert das Vitamin die Eisenaufnahme über den Darm.

Vitamin-C-reiche Lebensmittel:
- ▶ **Obst:** Acerolakirsche, Ananas, Apfel, Grapefruit, Mango, verschiedene Beeren und alle Zitrusfrüchte
- ▶ **Gemüse:** Avocado, Kartoffeln, Kohl, Paprika und Rote Bete
- ▶ **In Bezug auf die Schilddrüse:** Vitamin C unterstützt den Stoffwechsel und tut somit auch der Schilddrüse gut. Zudem braucht es der Körper, um bestimmte Botenstoffe und Hormone zu bilden.

Vitamin D

Das Vitamin D hat eine Sonderstellung unter den Vitaminen, da es überwiegend vom Körper selbst gebildet werden kann. Dafür muss man sich nur oft genug im Freien aufhalten und Sonnenlicht – je nach Temperatur – auf Hände, Arme und ins Gesicht kommen lassen. Ein ausgedehntes Sonnenbad hingegen braucht es nicht. Rund 80 Prozent des Vitamin-D-Bedarfs lassen sich so decken, die restlichen 10 bis 20 Prozent kommen aus der Ernährung. Wobei da die Auswahl nicht besonders groß ist.

Das fettlösliche Vitamin D übernimmt viele Aufgaben im Organismus. Zum Beispiel stärkt es die Knochen und hat Einfluss auf die Muskelkraft.

Vitamin-D-reiche Lebensmittel:
- ▶ **Obst:** Datteln
- ▶ **Gemüse:** Avocado und Pilze
- ▶ **Tierische Produkte:** Leber, Eigelb, fette Seefische, wie beispielsweise Lachs, Hering, Aal und Thunfisch

- **In Bezug auf die Schilddrüse:** Bei einem Hormonmangel kann die Gabe von Vitamin D schon eine Verbesserung bewirken. Insbesondere wirkt es aber auf die Nebenschilddrüsen.

Zink

Zink ist ein Spurenelement und kommt also nur in sehr geringen Mengen im Körper vor. Allerdings ist es besonders wichtig für das Immunsystem sowie für Haut und Haare. Ohne Zink funktioniert auch der Stoffwechsel nicht, weil es ein unabdingbarer Bestandteil vieler Enzyme ist. Viele biochemische Prozesse des Körpers können ohne Zink nicht ablaufen, somit ist das Spurenelement lebensnotwendig. Das Problem: Zink kann weder vom Körper selbst gebildet noch lange gespeichert werden. Eine regelmäßige Versorgung durch die richtige Ernährung ist also ausgesprochen wichtig.

Zinkhaltige Lebensmittel:
- **Obst:** Nüsse
- **Gemüse:** Vollkornprodukte und Hülsenfrüchte
- **Tierische Produkte:** Eier, Milch, Käse, Fleisch, Fisch und Meeresfrüchte
- **In Bezug auf die Schilddrüse:** Zink ist maßgeblich am Stoffwechsel der Schilddrüse beteiligt. Bei einem Mangel kann es beispielsweise zu Haarausfall kommen. Besonders Hashimoto-Thyreoiditis-Patienten leiden häufig unter Zinkmangel.

Magnesium

Magnesium ist ein lebenswichtiger Mineralstoff, der nicht vom Körper selbst gebildet werden kann, sondern über die Nahrung aufgenommen werden muss. Ein ausgeglichener Magnesiumspiegel im Organismus ist wichtig, um sich gesund und leistungsfähig zu fühlen. Es beeinflusst beispielsweise die Knochen und die Muskulatur – dazu gehören auch der Herzmuskel und die autonome Muskulatur vieler Organe, also auch Blutgefäße oder die Bronchien. Im Stoffwechsel unterstützt Magnesium viele Enzyme. Es hat Einfluss auf die Zellregeneration, Sauerstoffnutzung und Energiegewinnung.

Ein Magnesiummangel macht sich schmerzhaft beispielsweise durch Wadenkrämpfe bemerkbar.

Magnesiumhaltige Lebensmittel:

▶ **Obst:** Bananen, Feigen, Nüsse, Kürbis- und Sonnenblumenkerne, Leinsamen und Weizenkleie

▶ **Gemüse:** Vollkornprodukte und Hülsenfrüchte

▶ **In Bezug auf die Schilddrüse:** Wenn dem Körper Magnesium fehlt, können hormonelle Störungen die Folge sein. Das ist dann zum Beispiel ein Hinweis auf Diabetes oder eine Schilddrüsenüberfunktion. Auch eine Störung der Nebenschilddrüsen ist möglich.

Da Magnesium auch am Stoffwechsel beteiligt ist, kann eine Schilddrüsenunterfunktion dazu führen, dass trotz ausreichender Magnesiumzufuhr durch einen verlangsamten Stoffwechsel zu wenig Magnesium im Körper verbleibt. Dann kann unter Umständen ein Mangel entstehen, obwohl ausreichend Magnesium aufgenommen wird.

Auch die Therapie einer Schilddrüsenfehlfunktion an sich bringt schon mal den Magnesiumhaushalt durcheinander.

Wurde eine Schilddrüsenfehlfunktion diagnostiziert und eine Behandlung mit Schilddrüsenhormonen begonnen, kann auch das zu Magnesiumaufnahmeproblemen führen. Gerade zu Beginn einer Behandlung mit Schilddrüsenhormonen verbessern diese zwar die Aufnahme von Magnesium in die Zellen, aber durch die Anregung des Stoffwechsels steigern sie auch den Bedarf und fördern gleichzeitig die Magnesiumausscheidung.

Für die betroffenen Patienten entsteht ein Wirrwarr unterschiedlicher Symptome, die sowohl für eine Überfunktion also auch für eine Unterfunktion der Schilddrüse sprechen können.

Selen

Selen ist ein lebensnotwendiges Spurenelement. Es ist im Körper an verschiedene Eiweiße gebunden und somit an vielen wichtigen Prozessen im Organismus beteiligt. Selen spielt auch eine Rolle beim Schutz der Körperzellen vor schädlichen freien Radikalen.

Zudem unterstützt Selen die Produktion des Schilddrüsenhormons T3. Die Schilddrüse per se hat die höchste Selenkonzentration im Körper. Es reduziert auch die Bildung von Antikörpern, welche die Schilddrüse angreifen können.

Selenhaltige Lebensmittel:

- ▶ **Obst:** Paranüsse, die Getreidesorten Gerste und Sesam, Kerne
- ▶ **Gemüse:** Pilze, Gurken, Spargel und Hülsenfrüchte
- ▶ **Tierische Produkte:** Vor allem Fleisch und Fisch, auch Milch
- ▶ **In Bezug auf die Schilddrüse:** Generell wird vor Selenzufuhr über entsprechende Nahrungsergänzungsmittel gewarnt. Allerdings ist manchmal eine Selenbehandlung bei Hashimoto-Thyreoiditis durchaus hilfreich. In verschiedenen Studien wird berichtet, dass die Entzündungsreaktionen der Schilddrüse durch Selengabe zurückgegangen sind und sich das allgemeine Wohlbefinden gebessert hat. Allerdings gilt das nicht für alle Hashimoto-Thyreoiditis-Betroffenen. Manchmal kann zusätzliches Selen sogar die Schilddrüse schädigen.

Das macht der Schilddrüse zu schaffen

Ein Leben in Balance ist die beste Garantie dafür, dass die Schilddrüse fit, gesund und leistungsfähig bleibt. Das ist leicht gesagt und stellt sich doch in der Umsetzung ziemlich schwierig dar. Das wahre Leben ist nun mal anders.

Die Ernährung

Es gilt das Prinzip: Allzu viel ist ungesund! Bestimmte Lebensmittel stehen im Verdacht, die Schilddrüse zu schädigen. Allerdings ist es so, dass nur der übermäßige Genuss echten Schaden anrichten kann. Dazu gehören beispielsweise Brokkoli und Kohl, ebenso wie Rettich und Radieschen. Insbesondere im rohen Zustand sollte man sie nur in Maßen genießen. Bei Rettich und Radieschen gilt: Immer fermentieren, also mit Salz bestreuen und ziehen lassen, bevor man sie isst.

Rauchen ist ungesund

Rauchen schadet der Gesundheit und dementsprechend auch der Schilddrüse. Im Wesentlichen dadurch, weil durch den Nikotingenuss viele Vitamine und Mineralstoffe verbraucht werden, die eine gesunde Schilddrüse für ihre Funktionsfähigkeit braucht. In der Therapie brauchen die Raucher unter den Schilddrüsenpatienten in der Regel höhere Hormondosierungen, um den Mangel auszugleichen.

Alkohol – die Dosis macht das Gift

In geringen Mengen (ein Glas Wein oder Bier) kurbelt Alkohol den Stoffwechsel an. Bei einer Schilddrüsenunterfunktion ist das ein erwünschter Nebeneffekt. Allerdings berichten viele Schilddrüsenpatienten, dass sie überhaupt keinen Alkohol mehr vertragen.

Stress lass nach

Stress ist einer der Hauptauslöser für eine Schilddrüsenfehlfunktion. Insbesondere die Autoimmunerkrankungen lassen sich durch Stress und Entspannung beeinflussen. Gut sind in diesem Sinne die fernöstlichen Entspannungstechniken, die mit einer gewissen Routine einen allzeit verfügbaren Stressabbau ermöglichen.

Die Pille

Die Pille als hormonelles Verhütungsmittel verursacht häufig einen erheblichen Vitamin- und Mineralstoffmangel. Diesen allein durch eine ausgewogene Ernährung auszugleichen ist oft nicht möglich. Das Problem: Auch die Schilddrüse leidet darunter.

Diäten

Diäten sind der häufigste Grund, warum die Schilddrüse aus dem Gleichgewicht gerät. Lebensstil und Aktivitätslevel müssen zusammenpassen, dann braucht man keine Diät.

Kapitel 3

DIE SCHILDDRÜSE MISCHT MIT: VIELE AUFGABEN – VIELE BESCHWERDEN

Die Schilddrüse beeinflusst sehr viele verschiedene Organe und unterstützt sie in ihrer Funktion. Die Hormone, die von ihr produziert werden, gelangen über die Blutbahn dorthin, wo sie gebraucht werden. Dementsprechend groß kann der Schaden sein, wenn diese wichtigen Bausteine nicht oder nur in geringem Maß zur Verfügung stehen – oder umgekehrt, wenn der Körper regelrecht mit Hormonen überschwemmt wird.

Die Symptome, die dadurch entstehen, lassen sich allerdings nicht unbedingt direkt zur Schilddrüse »zurückverfolgen«. Leider kommen nur wenige (nicht spezialisierte) Mediziner auf den Zusammenhang von diffusen Beschwerden und einer Schilddrüsenfehlfunktion.

Schilddrüse und Grundumsatz

Als Grundumsatz bezeichnet man die Energiemenge, die der Körper bei völliger Ruhe und gleichbleibender Umgebungstemperatur braucht, um lebensnotwendige Funktionen wie Atmung, Stoffwechsel, Kreislauf und richtige Körpertemperatur 24 Stunden lang konstant aufrecht zu erhalten. Körperbau, Gewicht, Größe, Geschlecht und Alter beeinflussen den individuellen Grundumsatz, der sich in Kalorien oder Joule berechnen lässt.

Durch (mehr) Bewegung, eine ausgewogene Ernährung, den Aufbau von Muskelmasse und die Reduktion von Fettgewebe kann jeder Mensch (theoretisch) sein Idealgewicht problemlos erreichen und halten. Praktisch kämpfen die meisten Menschen mit ihrem Gewicht – die meisten sind zu dick, manche aber auch zu dünn. Es ist nämlich noch ein bisschen mehr als die Reduktion von Kalorien, was das Gewicht nachhaltig beeinflusst.

Eine Rolle spielt (u. a.) die Schilddrüse, die den Grundumsatz durch ihre Hormone reguliert und für Entgleisungen durchaus verantwortlich sein kann. Vereinfacht ausgedrückt kurbeln zu viele Schilddrüsenhormone den Stoffwechsel an und zu wenige davon dämpfen die Aktivitäten. Der Mensch nimmt ab – der Mensch nimmt zu.

Allerdings wird bei den meisten Patienten, die mit etwas zu viel oder zu wenig Gewicht zum Arzt gehen, nicht gleich die Schilddrüse näher untersucht. Da muss schon noch ein bisschen mehr zusammenkommen, bevor umfangreiche Untersuchungen initiiert werden. Auch dass das Temperaturempfinden aus der Reihe tanzt – die eine ständig friert und dem anderen immer zu warm ist –, reicht noch nicht als Indiz für eine Schilddrüsenfehlfunktion.

Denn wenn etwas typisch »Schilddrüse« ist, dann ist es die Tatsache, dass es typische Beschwerden eben nicht gibt.

Schilddrüse und Körpergewicht

Viele Menschen sind hierzulande übergewichtig. Über die Ursachen lässt sich trefflich streiten, über die Folgen ebenso. Patienten mit einer Schilddrüsenfehlfunktion gehen eben mit dieser Beschwerde häufig zum Arzt. Nun gut, der ist es gewohnt, dass Menschen mit ihrer Körperfülle unzufrieden sind und selbst wenn diese beteuern, bereits alles getan zu haben, um Gewicht zu reduzieren, wird ihnen häufig nicht geglaubt. Der Ratschlag des Mediziners ist so einfach wie bekannt: Weniger essen und mehr bewegen. Selbst wenn der Patient versichert, all das bereits zu tun, hegen Ärzte Zweifel. Leider passiert es dadurch immer öfter, dass eine Schilddrüsenfehlfunktion jahrelang unerkannt bleibt. Das kleine Einmaleins der Wirkung und Funktion von Schilddrüsenerkrankungen haben sie leider nicht auf dem Radar.

Zugegeben, kommt ein Patient allein mit dem Symptom »Gewichtszunahme« zum Arzt, ist das kein eindeutiger Befund, der ausschließlich auf eine Schilddrüsenfehlfunktion hinweist. Aber es kann ein Hinweis sein, nämlich darauf, dass die Schilddrüse nicht so funktioniert, wie sie soll, und der Organismus darauf reagiert.

Die Schilddrüsenhormone

In der Schilddrüse werden zwei Hormone produziert – und zwar Tetrajodthyronin (T4) und Trijodthyronin (T3). Das T3 wirkt 10-fach stärker als das T4 – quasi zum Ausgleich stellt die Schilddrüse mehr T4 (100 μg) als T3 (10–15 μg) her. Zudem kann T3 in den Organen aus T4 hergestellt werden – das stellt sicher, dass der Bedarf so oder so gedeckt ist. Manchmal spricht die medizinische Fachliteratur vom T4 auch als Vorstufe für das höher wirksame T3.

Gewichtszunahme bei Schilddrüsenunterfunktion

Generell ist es so, dass eine Unterfunktion der Schilddrüse den Kalorienbedarf des Körpers senkt. Um dieses Weniger an Schilddrüsenhormonen zu kompensieren, fährt der Organismus die Körpertemperatur bzw. die Anpassung an die Außentemperatur herunter, ebenso wie den Sauerstoffverbrauch und die Darmtätigkeit. In der Konsequenz braucht der Körper weniger Kalorien, um den Grundumsatz sicherzustellen – ernährt sich der betroffene Patient wie gewohnt, kann es passieren, dass er zunimmt. Eigentlich reguliert der Organismus diese Veränderung selbstständig, indem er den Appetit drosselt, um eben dieses Zunehmen zu verhindern. Manchmal jedoch funktioniert dieser Automatismus nicht ausreichend.

Gewichtsabnahme bei Schilddrüsenüberfunktion

Im Gegensatz zur Unterfunktion der Schilddrüse nehmen bei der Schilddrüsenüberfunktion Wärmeproduktion, Sauerstoff- und Kalorienverbrauch zu. Auch das ist ein Kompensationsversuch des Körpers, allerdings bedeutet das nicht automatisch, dass man an Gewicht verliert. Im Gegenteil: Die betroffenen Patienten leiden – beispielsweise an anhaltendem Durchfall. Parallel reagiert der Körper unter Umständen auf den gesteigerten Energiebedarf mit Hunger.

Natürlich gibt es Patienten, die in der Tat abnehmen, aber sie verlieren im gleichen Maß Muskelmasse wie Fettgewebe. Da eine Therapie der Überfunktion dringend erforderlich ist, kann es sein, dass man alles, was man während der Überfunktionsphase abgenommen hat, dann flott wieder zunimmt.

Gewichtsregulierung und der TSH-Wert

Der TSH-Wert basal (TSH = **T**hyreoidea-**s**timulierendes **H**ormon) spiegelt die Funktion der Schilddrüse fast immer sehr gut wider. Der Zusatz »basal« weist darauf hin, dass der Wert direkt aus dem Blut ermittelt wird, ohne dass die Ausschüttung durch andere Substanzen provoziert wurde. Die Höhe des TSH-Wertes hängt von der Menge der Hormone (T4 und T3) ab, die die Schilddrüse ins Blut abgibt. Ist der TSH-Basalwert normal, kann man von einer normalen Schilddrüsenfunktion ausgehen.

Das Problem mit dem TSH-Wert ist, dass der labortechnische Referenzwert für einen »normalen Wert« von 0,3 bis 4,5 µU/ml (in manchen Laboren liegt der obere Grenzwert sogar noch höher) rangiert. Je nach Labor schwanken diese Werte, die den TSH-Wert noch als normal bezeichnen. Experten gehen jedoch davon aus, dass jeder Mensch einen individuellen »Wohlfühl-TSH-Wert« hat. Bereits eine leichte Abweichung davon kann Beschwerden verursachen. Das Problem an dieser Annahme ist, dass fast niemand seinen Wohlfühl-TSH-Wert kennt, weil man ja selten zum Arzt geht, wenn es einem gutgeht.

Diese Idee weiterzuverfolgen macht wenig Sinn, allerdings sollte man schon festhalten, dass beispielsweise ein »idealer TSH basal von 2 µU/ml« für den einzelnen Patienten, der an unerklärlicher Gewichtszunahme leidet, trotzdem schon zu hoch ist. Hinzu kommt, dass sich durch veränderte Lebensverhältnisse (Alter, Stress, körperliche Belastung) der TSH-Wert ebenfalls beeinflussen lässt – und somit viele Unbekannte mit im Spiel sind.

Einer davon ist beispielsweise das Leptin. Das ist ein Hormon, das aus dem Fettgewebe gebildet wird und normalerweise eine appetithemmende Wirkung hat. »Normalerweise« bedeutet, dass viel Fettgewebe auch viel Leptin bildet, was wiederum eine Leptinresistenz zur Folge hat. Das ist blöd, weil dadurch die normale Esshemmung bei Übergewicht außer Kraft gesetzt wird. Noch blöder ist allerdings, dass das Leptin auch einen Einfluss auf die Produktion von Schilddrüsenhormonen hat. Das Leptin erhöht nämlich die Produktion von TRH, das vom Hypothalamus gebildet wird. Viel TRH regt wiederum bei der Hirnanhangdrüse die Produktion von viel TSH an – und viel TSH löst eine erhöhte Hormonproduktion in der Schilddrüse (T4 und T3) selbst aus.

Insbesondere übergewichtige Kinder profitieren von diesen Erkenntnissen, denn Studien belegen, dass bei ihnen eine Gewichtsreduktion vielfach eine Normalisierung der TSH-Werte zur Folge hatte. Es lohnt also auch beim erwachsenen Patienten, TSH-Werte und Leptin-Konzentration bei Übergewicht im Blick zu behalten.

Mit Schilddrüsenhormonen abnehmen?

Es hält sich hartnäckig das Gerücht, man könnte mit Schilddrüsenhormonen super abnehmen. Aber wie gesagt, das ist ein Gerücht. Fakt ist, dass die Einnahme von Schilddrüsenhormonen als »Appetitzügler« für gesunde Menschen lebensbedrohliche Folgen haben kann. Denn was passiert, ist Folgendes: Der TSH-Wert, der eine normale Produktion von Schilddrüsenhormonen reguliert, wird irregeführt und bremst die vormals normale Produktion von Hormonen. Das schwächer wirksame T4 bleibt von der Einnahme der künstlichen Hormone quasi unbeeindruckt, weil die natürliche Funktion ja von den Tabletten ausgeglichen wird. Auch der T3-Anteil der Schilddrüsenhormonproduktion wird reduziert, allerdings wird er nicht durch die Tabletteneinnahme ausgeglichen. Der Kalorienverbrauch, der für den Grundumsatz notwendig ist, sinkt. Mit einer Gewichtsabnahme auf diese Weise ist also nicht zu rechnen. Nun könnte man diesen Mangel an T3 wiederum durch zusätzliche Medikamente ausgleichen. Das steigert dann zwar den Kalorienverbrauch, baut aber Muskelmasse ebenso wie Fettgewebe ab.

Wer so manipulativ in den sensiblen Regelkreis der Schilddrüse eingreift, kann richtig Schaden anrichten. Denn die Hirnanhangdrüse richtet ihre Produktion von TSH nach dem T4-Wert im Blut – und übersieht dabei eine Überdosierung des hochwirksamen T3. In der Folge steigt der Sauerstoffverbrauch des Herzens, das bei einer Vorbelastung zu Herzrhythmus- und Durchblutungsstörungen führen kann. Merke: Schilddrüsenhormone sind keine Diätpillen!

Schilddrüse und Herzkraft

Fehlfunktionen der Schilddrüse haben (fast) immer Auswirkungen auf das Herz-Kreislauf-System. Generell sagt man, dass eine Schilddrüsenüberfunktion das Herz stärker belastet und deshalb als gefährlicher einzuschätzen ist als eine Schilddrüsenunterfunktion. Was auf den ersten Blick logisch erscheint, kann sich als fatale Fehleinschätzung herausstellen. Denn sowohl die Über- als auch die Unterfunktion setzen das Herz unter Druck.

Der Blutdruck

Beim gesunden Menschen liegen zumeist optimale Verhältnisse vor – und zwar misst man dann 120 : 80. Die beiden Werte markieren die Gesamtleistung des Herzens. Der erste Wert (im Beispiel 120) misst die Kraft, die aufgewendet wird, wenn sich die Herzkammern zusammenziehen, um das Blut aus dem Herzen in den Kreislauf zu pumpen. Man nennt diese erste Zahl den systolischen Wert. Der zweite Wert (man nennt ihn diastolisch) misst die Ruhephase des Herzens, in der sich die Herzkammern mit Blut füllen.

▶ Für einen Bluthochdruck (= Hypertonie) sprechen Werte die dauerhaft über 140 : 90 liegen.

▶ Für einen niedrigen Blutdruck (= Hypotonie) sprechen Werte, die dauerhaft unter 85 : 65 liegen.

Allein durch das Messen des Blutdrucks kann man Hinweise für eine Schilddrüsenfehlfunktion erhalten. Man spricht von einem diastolischen Bluthochdruck (z. B. 140 : 110), wenn der zweite Wert ebenfalls erhöht ist. Dies kann ein Hinweis auf eine Unterfunktion sein. Von einem systolischen Bluthochdruck (z. B. 140 : 70) spricht man, wenn der zweite Wert niedriger ist als normal. Dies kann Hinweis auf eine Schilddrüsenüberfunktion sein.

Doch welche messbaren Parameter sind hierbei relevant? Eine Schilddrüsenfehlfunktion beeinflusst den Blutdruck (er ist zu hoch oder zu niedrig), den Herzschlag (er ist ebenfalls entweder zu schnell oder zu langsam), den Herzrhythmus und/oder die Herzkraft. Unbehandelt können Herz-Kreislauf-Erkrankungen schwerwiegende Folgen haben, beispielsweise Herzinfarkt oder Schlaganfall.

Der Puls

Normalerweise schlägt das Herz etwa 80-mal pro Minute. Schilddrüsenfehlfunktionen machen sich auch über die Pulsfrequenz bemerkbar. Man unterscheidet:

▶ Die Bradykardie beispielsweise bei Schilddrüsenunterfunktion: Der Puls ist verlangsamt und liegt bei unter 60 Schlägen in der Minute.

▶ Die Tachykardie beispielsweise bei Schilddrüsenüberfunktion: Der Puls ist bereits im Ruhezustand sehr schnell mit über 100 Schlägen pro Minute.

Auch bei an sich gesunden Menschen schwanken die Messwerte von Blutdruck und Puls im Laufe des Tages. Stress beispielsweise ist ein üblicher Auslöser für unterschiedlich hohe Werte. Ab und an ist das in Ordnung, nur wenn es zum Dauerzustand wird, sollte man zum Arzt. Nicht immer ist die Schilddrüse schuld, manchmal allerdings wird ihre Beteiligung auch übersehen.

Herz-Kreislauf-Probleme und Schilddrüsenunterfunktion

Eine Unterfunktion der Schilddrüse mindert u. a. die Herzkraft. Das ist oft eine Folge davon, dass der Grundumsatz generell unter einer Schilddrüsenunterfunktion leidet und entsprechend heruntergefahren wird. Davon betroffen sind auch die Herzmuskelzellen, deren Energieproduktion reduziert wird. Wenn das Herz schwächer wird, kann weniger Blut als normal pro Herzschlag durch die Kammern gepumpt werden. Zudem sinkt die Schlagfrequenz, das Herz schlägt langsamer und entsprechend sinkt der Puls.

Nun gibt es natürlich Belastungssituationen, die das Herz schneller schlagen lassen, weil ein größeres Blutvolumen durch die Gefäße gepumpt werden muss. In solchen Momenten merkt man dann deutlich, dass etwas im System nicht mehr stimmt: Der Sauerstoffbedarf steigt unter solchen Anstrengungen und es muss mehr Blut durch die Lunge in die Gefäße und Zellen transportiert werden. Spätestens wenn man die Treppe nicht mehr schafft, ohne außer Atem zu kommen, sollte man mal zum Arzt gehen.

Typische Beschwerden:

▶ Niedriger Blutdruck oder
▶ Diastolischer Bluthochdruck, z. B. 140 : 110
▶ Langsamer Puls (weniger als 70 Schläge pro Minute)
▶ Schwächegefühl
▶ Schwindel
▶ Atemprobleme als Gefühl, schwer Luft zu bekommen

Der Grundumsatz (Sie erinnern sich) sorgt dafür, dass wichtige Gewebe und Organe genug Sauerstoff bekommen. Schaltet der Organismus auf Sparmodus, kompensiert er den Mangel beispielsweise durch Gefäßverengung. Zuerst werden die Extremitäten weniger gut durchblutet, die Patienten haben häufig kalte Hände und Füße. Zugleich wird die Atemfrequenz gesteigert, um mehr Sauerstoff ins Blut aufzunehmen. Deshalb sind Patienten mit einer Herzschwäche schneller kurzatmig, wenn sie sich anstrengen. Werden also beim Arzt Herz und Lunge auf den Prüfstand gestellt, sollte die Schilddrüse am besten gleich mituntersucht werden.

Zu den paradoxen Reaktionen auf eine Schilddrüsenunterfunktion gehört der **Bluthochdruck**. Normalerweise sinkt der Druck bei Unterfunktion ab, aber manchmal steigt er auch an. Das kommt daher, dass ein Schilddrüsenhormonmangel andere Hormone beeinflusst – wie zum Beispiel das Vasopressin. Wird dieses in einer solchen Situation stärker ausgeschüttet, kann es selbst bei Unterfunktion zu einem Bluthochdruck kommen. Das geschwächte Herz wird quasi doppelt belastet.

Zudem steigt bei der Unterfunktion der Schilddrüse die Durchlässigkeit der kleinen Gefäße, sodass vermehrt Wasser im Gewebe eingelagert werden kann. Man spricht im Fachjargon von **Ödemen**. Auch das Herz kann in Mitleidenschaft gezogen werden, beispielsweise durch einen Erguss im Herzbeutel.

Symptomatisch ist auch, dass der **Cholesterin**-Wert bei einer Unterfunktion steigt. Insbesondere das »schlechte« LDL-Cholesterin, das für Ablagerungen an den Gefäßwänden verantwortlich ist, ist erhöht. Dadurch wird auch der Blutfluss beeinträchtigt, weil sich die Gerinnungsfähigkeit verändert und damit das Herzinfarkt- und Thromboserisiko steigt.

Herz-Kreislauf-Probleme und Schilddrüsenüberfunktion

Eine Schilddrüsenüberfunktion setzt das Herz kontinuierlich unter Druck: Der Blutdruck steigt, das Herz rast und in der Folge kommt es auch zu Herzrhythmusstörungen. Das kann richtig gefährlich werden, vor allem dann, wenn eine Beteiligung der Schilddrüse lange unbemerkt bleibt.

Die häufigste Form der Schilddrüsenüberfunktion – auch einer latenten Verlaufsform – sind sogenannte autonome Schilddrüsenknoten (lesen Sie mehr dazu im Kapitel 5, S. 64 ff.). Solche Autonomien, in deren Folge die Schilddrüse unkontrolliert größere Mengen Hormone in die Blutbahn abgibt, entstehen mit zunehmendem Alter häufiger. Auch Entzündungen der Schilddrüse haben einen Hormonüberschuss zur Folge. So oder so wirken sich solche Entgleisungen negativ auf das Herz-Kreislauf-System aus. Aber auch das wird nur selten als eindeutiger Hinweis wahrgenommen. Einen hohen Blutdruck haben ja viele und dass das Herz bis zum Hals klopft, ist auch nicht so selten.

Typische Beschwerden:

▶ Hoher Blutdruck oder
▶ Systolischer Bluthochdruck, z. B. 140 : 70
▶ Schneller Puls
▶ Herzrasen
▶ Herzrhythmusstörungen (z. B. Vorhofflimmern)
▶ Atemprobleme (durch Hyperventilieren)

Gefährlich werden die Beschwerden dann, wenn Herzrhythmusstörungen auftreten. Diese können fatalerweise völlig unbemerkt von betroffenen Patienten stattfinden. Manchmal spürt man ein Flattern, einen Druck, gerade so, als ob das Herz ins Stolpern gerät. Und im Prinzip passiert genau das: Die Kontraktion des Herzens wird durch einen leichten elektrischen Impuls angeregt und über das Reizleitungssystem weitergeleitet. Dieser Impuls entsteht im Vorhof des Herzens und initiiert über die Reizleitung den Herzschlag, bei dem das Blut von einer Herzkammer zur anderen ausgeschüttet wird. Bei einer Rhythmusstörung entstehen mehrere irrlaufende Minimalimpulse, die das Herz »aus dem Takt« bringen. Das kann sekunden-, minuten- oder gar stundenlang so gehen. Dadurch wird zu wenig Blut nur unzureichend durch die Vorhöfe und Kammern des Herzens gepumpt. Um das zu kompensieren, schlägt das Herz schneller.

Schilddrüse und Knochen

Die Überfunktion der Schilddrüse beeinflusst auch den Knochenstoffwechsel. Die Hormone aktivieren verschiedene Zellen, die einerseits für den Knochenaufbau (= die Osteoblasten) und andererseits den Knochenabbau (= die Osteoklasten) zuständig sind. Allerdings wird bei einer Schilddrüsenüberfunktion mehr Knochensubstanz ab- als aufgebaut. Das führt langfristig (unbehandelt) zu einem Knochenverlust. Man vermutet, dass die Ursache im TSH liegt. Das Hormon hemmt normalerweise den Knochenabbau, bei einer Überfunktion wird es allerdings reduziert, sodass der Abbau von Knochensubstanz die Oberhand gewinnt. Eine Behandlung mit entsprechenden Schilddrüsenmedikamenten kann den Abbau stoppen und teilweise umkehren.

Zudem hat eine Überfunktion einen erhöhten Kalziumverlust über die Nieren zur Folge. Wird die Überfunktion erkannt und behandelt, ist der Knochenverlust zumindest teilweise reversibel. Auch deshalb sollte eine Überfunktion behandelt werden.

Auch eine Unterfunktion der Schilddrüse kann zu Knochenveränderung führen, weil die Fähigkeit zum Umbau der Knochensubstanz abnimmt. Dadurch kann eine Reduzierung der Knochendichte entstehen.

Vitamin D, das mithilfe von Sonnenlicht gebildet wird, spielt im Zusammenhang mit Kalzium eine wichtige Rolle.

Schilddrüse und Diabetes

Schilddrüsenfehlfunktion und Diabetes gehen häufig zusammen, denn der Schilddrüsenstoffwechsel und der Glukosestoffwechsel beeinflussen sich gegenseitig. Das bedeutet, dass sowohl Diabetiker als auch Patienten mit Schilddrüsenfehlfunktion die Werte des jeweilig anderen Systems regelmäßig überprüfen lassen müssen.

Was ist Glukose?

Als Glukose bezeichnet man den Blutzucker. Er ist der wichtigste Energielieferant im Stoffwechsel des Körpers. Dort versorgt er unter anderem Gehirn und Muskeln. Man unterscheidet Einfachzucker (zum Beispiel Traubenzucker = Blutzucker) und Zweifachzucker (wie Laktose oder Milchzucker), der im Körper erst aufgespalten werden muss – die Wirkung auf den Blutzuckerspiegel ist dementsprechend verzögert.

Unter dem Blutzuckerspiegel versteht man die Menge an Glukose im Blut.

Autoimmunerkrankungen der Schilddrüse und Diabetes

Es gibt einen Zusammenhang zwischen Diabetes vom Typ 1 und Autoimmunerkrankungen der Schilddrüse. Studien haben bestätigt, dass Jugendliche und Frauen, die an Diabetes vom Typ 1 erkrankt sind, etwa zehn Jahre nach der Diabetesdiagnose auch eine Autoimmunthyreoiditis entwickeln. Bei beiden handelt es sich um Autoimmunerkrankungen – einmal der Bauchspeicheldrüse, bei der anderen der Schilddrüse.

Manchmal entwickelt sich bei Diabetikerinnen eine Schilddrüsenfehlfunktion nach einer Schwangerschaft oder in den Wechseljahren. Zum Thema »Frauen und Schilddrüsenerkrankungen« lesen Sie mehr im Kapitel 7, ab S. 137.

Schilddrüsenüberfunktion und Diabetes

Schilddrüsenüberfunktion führt häufig zu Glukosetoleranzstörungen, erhöht also den Blutzuckerspiegel. Latenter oder bislang unerkannter Diabetes kann aus dem Ruder laufen.

Das ist so, weil …

▶ … eine Hyperthyreose die sogenannte Insulinresistenz verstärkt. Es muss mehr Insulin ausgeschüttet werden, um den Blutzucker im Normbereich zu halten. Das bringt eine vorgeschädigte Bauchspeicheldrüse schnell ans Limit.

▶ … durch die Schilddrüsenüberfunktion im Magen-Darm-Trakt die Glukoseresorption (= Zuckeraufnahme) beschleunigt wird. Der Blutzucker nach dem Essen steigt rasch und verstärkt an. Soviel Insulin kann aber manchmal nicht ad hoc bereitgestellt werden, der Blutzuckerspiegel steigt entsprechend stark.

▶ … eine Überfunktion zu einer verstärkten Glukosefreisetzung aus der Leber führt. Der Blutzucker steigt und die Insulinausschüttung ebenso. Ein ständig hoher Insulinspiegel begünstigt die oben schon beschriebene Insulinresistenz.

Das deutet: Hyperthyreose (= Überfunktion der Schilddrüse) führt zur Hyperglykämie (= ständig erhöhter Blutzuckerspiegel).

Schilddrüsenunterfunktion und Diabetes

Ein großes Risiko bei Diabetes ist der Unterzucker. Bei der Schilddrüsenunterfunktion sind die Blutzuckerwerte auffällig niedrig. Vor allem Diabetiker, die Insulin spritzen oder entsprechende Medikamente nehmen, neigen dazu.

Das ist so, weil …

▶ … die Insulinsensitivität erhöht ist. Das Insulin wirkt also stärker blutzuckersenkend als erwünscht.

▶ … die Aufnahme der Glukose aus dem Magen-Darm-Trakt nach dem Essen verzögert ist.

▶ … die Gegensteuerungsmechanismen bei drohender Unterzuckerung schlecht funktionieren.

Das bedeutet: Hypothyreose (= Unterfunktion der Schilddrüse) führt zur Hypoglykämie (= ständig erniedrigter Blutzuckerspiegel).

Schilddrüse und Psyche

So klein die Schilddrüse auch sein mag, so groß ist doch ihr Einfluss auf den gesamten Körper. Weniger bekannt ist allerdings, dass die dort (zu viel oder zu wenig) produzierten Hormone nicht nur für organische Fehlfunktionen verantwortlich sind, sondern auch die Psyche maßgeblich beeinflussen.

Die Schilddrüsenhormone aktivieren bzw. beeinflussen auch den Stoffwechsel der Nervenzellen und die Gehirntätigkeit. Somit hat die Schilddrüse auch einen erheblichen Einfluss auf das seelische Gleichgewicht. Sowohl die Unterfunktion als auch die Überfunktion sind mit psychischen Symptomen gekoppelt. Das Spektrum der Symptome ist dabei sehr vielfältig.

Schilddrüse und Gehirn

Im Gehirn befinden sich nicht nur die TSH und TRH produzierenden Drüsen (Hirnanhangdrüse und Hypothalamus), sondern dort sind auch insgesamt viele Schilddrüsenhormonrezeptoren. Diese reagieren besonders sensibel auf einen Mangel oder Überschuss von Schilddrüsenhormonen. Man hat herausgefunden, dass insbesondere eine niedrige Konzentration des T3-Hormons zu depressiven Verstimmungen führen kann. In diesem Fall ist häufig die sogenannte Dejodaseaktivität verantwortlich.

Was ist eine Dejodaseaktivität?

Die Schilddrüse eines gesunden Erwachsenen stellt pro Tag 95–110 µg T4 sowie 10–25 µg T3 her. Allerdings braucht der Organismus mehr T3 als T4. Deshalb wird aus ungefähr 40 Prozent des in der Schilddrüse produzierten T4 in verschiedenen Geweben (= in Organen und Gehirn) durch die sogenannte Dejodierung ein Großteil des Tagesbedarfs an T3 hergestellt. Insgesamt stehen dem Organismus also täglich ungefähr 30–40 µg T3 (durch Eigenproduktion plus Anteile aus dem Umwandlungsprozess von T4 in T3) zur Verfügung.

Der Umwandlungsprozess von T4 in T3 findet entweder direkt in dem Gewebe verschiedener Organe statt oder aber in der Leber. Für diese Umwandlung braucht es T4 und spezielle Enzyme, die man Dejodasen nennt. Diesen Vorgang der Umwandlung des Schilddrüsenhormons T4 in T3 bezeichnet man auch als Dejodierung oder Konversion.

Durch die zusätzliche Gabe von T3-Hormonen lässt sich bei depressiven Patienten bereits Linderung feststellen. Zusätzlich wird im Gehirn die Versorgung mit wichtigen Botenstoffen verbessert.

Schilddrüsenüberfunktion und Psyche

Menschen, die unter einer Schilddrüsenüberfunktion leiden, sind häufig nervös oder aggressiv, gelten als ängstlich und extrem schreckhaft. Sie scheinen irgendwie ein bisschen hyperaktiv: Es fällt ihnen schwer abzuschalten und zu entspannen. Sie haben Schlafstörungen, schwitzen viel und schnell, haben Herzrasen und/oder Herzrhythmusstörungen. Andere Patienten wiederum sind zittrig, sie leiden häufig an Durchfällen, Müdigkeit und Schwäche.

Manchmal entwickelt sich, selbst bei latenter Überfunktion, eine echte Angststörung, die in einer Psychose münden kann. Hier kann es zu Fehldiagnosen kommen, die eine Beteiligung der Schilddrüse vollkommen außer Acht lassen.

Schilddrüsenunterfunktion und Psyche

Menschen, die unter einer Schilddrüsenunterfunktion leiden, klagen häufiger über depressive Verstimmungen, Apathie, schnelle Erschöpfung, Müdigkeit und Konzentrationsstörungen. Ihre Gefühlslage lässt sich als »schwankend« beschreiben, was im Extremfall zu Wahnvorstellungen bis hin zu Suizidgedanken führen kann. Verstärkt wird das durch die organischen Symptome wie Übergewicht, langsamen Herzschlag, verminderte Libido und gestörte Reflexe.

Eine Hypothyreose entwickelt sich schleichend und bleibt (beispielsweise eine Hashimoto-Thyreoiditis) oft lange Zeit unerkannt. Je älter die Patienten sind, desto eher laufen sie Gefahr, dass ihre Beschwerden als Alterserscheinung abgetan werden. Nach dem 60. Lebensjahr leiden etwa zwei Prozent der Bevölkerung an einer Unterfunktion der Schilddrüse.

Autoimmunerkrankungen der Schilddrüse und Psyche

Nun ist es nicht so, dass nur eine Schilddrüsenfehlfunktion Einfluss auf die Psyche nimmt, manchmal ist es auch genau umgekehrt und psychische Stresssituationen initiieren eine Fehlfunktion der Schilddrüse. Hier kommen die Autoimmunerkrankungen der Schilddrüse ins Spiel. Bei einer genetischen Veranlagung können Stressfaktoren wie berufliche Belastung, Ehekonflikte, Todesfälle im Familien- und Freundeskreis oder eigene schwere Erkrankungen zum Ausbruch von Autoimmunerkrankungen führen.

Hashimoto und Psyche

Oft sind die bei der Hashimoto-Thyreoiditis auftretenden psychischen Symptome widersprüchlich: Ständige Unruhe, quälende Schlafstörungen, ausgeprägte Schreckhaftigkeit, grundlose Ängste bis hin zu Panikattacken – diese unangenehmen Auswirkungen kann eine Hashimoto-Thyreoiditis haben. Aber: Die Hashimoto-Thyreoiditis ist keine psychische Erkrankung.

Gerade die plötzlichen Stimmungswechsel, verbunden mit den oben genannten Symptomen, lassen viele Ärzte eher an einen Burn-out denken als an eine Autoimmunerkrankung der Schilddrüse. Bei unklaren psychischen Symptomen sollte daher immer auch die Schilddrüse gründlich untersucht werden.

Winterdepressionen

Jahreszeitliche Stimmungsschwankungen gehen oft mit Schwankungen im Schilddrüsenstoffwechsel einher. So kann der TSH-Wert im Herbst und Winter höher sein als im Frühling oder Sommer. Das liegt daran, dass in der kalten Jahreszeit der Grundumsatz ansteigt, damit mehr Wärme produziert wird. Dazu muss die Schilddrüse stärker zur Produktion angeregt werden. Diskutiert wird auch eine Stimulation der Dejodase (verstärkte T3-Bildung aus T4) bei Kälte und kürzeren Tagen, um einen T3-Abfall im Winter auszugleichen. Theoretisch kann also eine ausgeprägte Winterdepression ebenfalls zu einer Schilddrüsenunterfunktion führen.

Von einem Extrem ins andere

Fast alle Körperzellen werden direkt oder indirekt durch Schilddrüsenhormone beeinflusst. Man könnte sagen, der Einfluss der Schilddrüse reicht von Kopf bis Fuß. Denn die Grundlage für alle Körperfunktionen ist der Stoffwechsel (= Metabolismus). Wobei die Formulierung trügt, denn es gibt nicht nur einen Stoffwechsel, sondern verschiedene Stoffwechselsysteme. Dazu gehört beispielsweise der Fettstoffwechsel, der Knochenstoffwechsel oder der Kohlenhydratstoffwechsel.

Und gerade weil Schilddrüsenhormone und deren Konzentration überall ein bisschen mitmischen, kann es zu so unterschiedlichen und wenig spezifischen Beschwerden kommen. Unter dem Einfluss von Schilddrüsenhormonen stehen unter anderem:

▶ Herzfunktion
▶ Muskel- und Nervenfunktionen
▶ Gehirn & Psyche
▶ Knochen
▶ Haut und Haare
▶ Sexualfunktion & Fruchtbarkeit

Wie kann man sich das vorstellen?

In vielen Fällen lässt sich eine Überfunktion der Schilddrüse von einer Unterfunktion anhand der Symptome unterscheiden. Aber nicht immer sind diese genau gegensätzlich. Zwei Beispiele:

Die Haut bei Patienten mit einer Überfunktion ist eher unauffällig, nämlich warm und gut durchblutet. Manchmal jedoch haben Patienten das Gefühl, ständig überhitzt zu sein. Sie schwitzen stark, die Haut ist entsprechend feucht und gerötet. Die Haut der Patienten mit Schilddrüsenunterfunktion ist hingegen kühl und trocken, sie haben einen blassen Teint und nicht selten wird Wasser ins Gewebe eingelagert.

Schilddrüsenhormone regulieren auch die Herzfunktion. Sind zu viele Hormone im Blut, spricht das für eine Schilddrüsenüberfunktion. Die Patienten leiden unter zu schnellem Herzschlag (bis hin zum Herzrasen) und Herzrhythmusstörungen, der Blutdruck ist tendenziell zu hoch und die Patienten neigen zur Kurzatmigkeit. Sind zu wenige Hormone im Blut, schlägt das Herz langsamer und die Herzkraft nimmt ab, der Blutdruck ist tendenziell zu niedrig – es kann allerdings auch zu hohem Blutdruck kommen.

Generell unterscheidet man folgende Schilddrüsenfehlfunktionen und in deren Folge spezielle Erkrankungen:

▶ Die Überfunktion der Schilddrüse, bei der zu viele Hormone unkontrolliert ins Blut abgegeben werden.

▶ Die Unterfunktion, bei der zu wenige Hormone produziert und ins Blut abgegeben werden.

▶ Autoimmunerkrankungen der Schilddrüse (Morbus Basedow oder Hashimoto), bei der eine Über- und/oder Unterfunktion durch eine Autoimmunreaktion des Organismus beeinflusst ist.

▶ Andere (Mangel-)Erkrankungen führen zu strukturellen Veränderungen der Schilddrüse. Das bedeutet, dass sich die Schilddrüse vergrößert oder (in Folge einer Autoimmunerkrankung) verkleinert. Das Gewebe der Drüse kann Knoten bilden, die wiederum für eine Überproduktion von Hormonen verantwortlich sind oder völlig harmlos sein können. Schlussendlich können auch verschiedene Krebszellen die Schilddrüse befallen und führen unter Umständen dazu, dass das Organ ganz entfernt werden muss.

Kapitel 4

WANN SIE ZUM ARZT MÜSSEN ...

Die meisten Patienten haben einen langen, oftmals verwirrenden Weg durch allerlei Arztpraxen verschiedener medizinischer Fachrichtungen hinter sich, bevor sie zum Facharzt für Endokrinologie kommen. Und oftmals ist es eine Erleichterung, wenn ein Mediziner ihre verschiedenen Beschwerden ernst nimmt und sich »einen Reim darauf« machen kann.

In der Tat ist die Diagnose nicht so leicht, weil die jeweilige Fachkompetenz des Arztes die Sicht für eine detaillierte Analyse verstellt. In vielen Fällen ist es der Hausarzt, der die diffusen Anhaltspunkte ordnen und bewerten muss.

So finden Sie den richtigen Arzt

Der Facharzt für Schilddrüsenerkrankungen und -fehlfunktionen ist der Endokrinologe. Die Endokrinologie ist ein Fachbereich der Inneren Medizin. Der Begriff kommt aus dem Griechischen, wobei »endon« = »innen« bedeutet und »krinein« für »entscheiden und abscheiden« steht. Die Endokrinologie ist also die Lehre von den Hormonen.

Hormone sind biologische Wirkstoffe, die vom Körper selbst gebildet werden und (im Zusammenspiel mit dem Nervensystem) wichtige Steuerungsaufgaben im Organismus übernehmen. Insofern sind sie wesentliche Bausteine des Stoffwechsels, des Wachstums, der Entwicklung und des emotionalen Empfindens.

Hormone werden jeweils den produzierenden Organen (den Drüsen) zugeordnet, in denen sie gebildet werden. Beispielsweise ist die Bauchspeicheldrüse für die Bildung von Insulin zuständig. Ein Mangel führt zu einer Diabetes (Zuckerkrankheit). Und in der Schilddrüse werden eben unter anderem die Schilddrüsenhormone T3 und T4 produziert.

Fachbereiche der Endokrinologie
- ▶ Erkrankungen der Schilddrüse
- ▶ Erkrankungen der Nebenschilddrüse
- ▶ Erkrankungen der Nebennieren
- ▶ Erkrankungen der Geschlechtsdrüsen
- ▶ Erkrankungen der Hirnanhangdrüse und des Hypothalamus

Im Idealfall sorgt das sensible Zusammenspiel der Hormone für reibungslose Abläufe im Organismus, ganz gleich welchen Belastungen und Veränderungen der Körper und die Seele ausgesetzt sind. Allerdings können schon kleinste Störungen im System zu Problemen und vielfältigen Beschwerden führen. Sind zu viele oder zu wenige Hormone im Spiel oder verändert sich die produzierende Drüse, kann das zu Problemen führen.

Typische Beschwerden bei Schilddrüsenproblemen
- ▶ Kloß- oder Engegefühle, Schwellungen und Schmerzen im vorderen Halsbereich
- ▶ Abneigung gegen hochschließende Kleidung
- ▶ Luftnot, Schluckbeschwerden oder Heiserkeit
- ▶ Nervosität, Reizbarkeit, innere Unruhe, Überaktivität, Schlafstörungen
- ▶ Vermehrtes Schwitzen oder Frieren
- ▶ Vermehrter Stuhlgang oder Verstopfung
- ▶ Bluthochdruck mit schnellem Puls, niedriger Blutdruck mit langsamem Puls
- ▶ Gewichtszunahme oder Gewichtsverlust
- ▶ Müdigkeit, Trägheit, Antriebslosigkeit, Schwäche, Leistungsminderung
- ▶ Neigung zu depressiven Stimmungslagen
- ▶ Trockene Haut, brüchige Nägel oder Haarausfall
- ▶ Unerfüllter Kinderwunsch, Zyklusstörungen, Fehlgeburt
- ▶ Augenprobleme wie Lidschwellungen, Tränen, Jucken, Doppeltsehen oder hervortretende Augen

Vorbereitung auf den Arztbesuch

Das Praxisteam einer endokrinologischen Praxis ist in der Regel gut geschult und nimmt sich Zeit, bereits bei der Terminvereinbarung alle möglichen Details abzuklären. So ist für die Untersuchung der Schilddrüse oft eine **Blutentnahme** erforderlich. Ob Sie dafür nüchtern sein müssen, erfragen Sie bitte gleich bei der Terminvereinbarung.

Manchmal ist ein spezieller **Hormontest** erforderlich – dafür wird aber in der Regel ein weiterer Termin vereinbart, für den man sich unter Umständen ein bisschen mehr Zeit nehmen muss. Der Arzt wird Ihnen das Prozedere dann genau erklären.

Manche Untersuchungen werden nicht von den gesetzlichen Krankenkassen bezahlt, über diese Sonderleistungen (IGeL= Individuelle Gesundheitsleistungen) informiert Sie das Praxispersonal. Zudem ist es wichtig, eventuelle **Vorbefunde** und eine **Liste der Medikamente**, die sie regelmäßig einnehmen, mitzubringen.

Notieren Sie sich bereits zu Hause auch **Ihre Beschwerden**, nehmen Sie dafür die Liste auf S. 47 zur Hilfe), sodass Sie nichts vergessen, wenn der Arzt Sie danach fragt.

Anamnese – das Patientengespräch

Der Arzt erfasst mit der sogenannten Anamnese alle markanten Daten, die er u. U. für eine Diagnosestellung benötigt. Das geht mit Gewicht, Körpergröße und Familienumstände los und mündet in der Regel mit den Beschwerden, die den Patienten schlussendlich in die Praxis geführt haben. Der Arzt will alles wissen – und deshalb erspart eine gründliche Vorbereitung lange Grübelpausen während des Gesprächs.

Wichtig sind – von dem körperlichen Status abgesehen – folgende Ereignisse:

▶ Krankenhausaufenthalte (Wann? Wie lange? Aus welchem Grund?)
▶ Operationen (Wann? Wo? Aus welchem Grund?)
▶ Chronische Erkrankungen (Diabetes, Rheuma o. Ä.)

- Lebensbedrohliche Erkrankungen (Herzinfarkt, Schlaganfall, Krebs o. Ä.)
- Bei Frauen: Schwangerschaften (Komplikationen?), Geburten (normal oder durch Kaiserschnitt?), Verhütungsmethode oder Wechseljahresbeschwerden
- Lebensumstände (Beruf? Tätigkeiten? Belastung? Stress? Suchtprobleme?)
- Einschränkungen (Vorerkrankungen? Allergien?)
- Erbliche Veranlagungen (Schilddrüsenerkrankungen in der Familie? Krebs?)

Der Arzt braucht diese Informationen, um sich ein Gesamtbild des (noch unbekannten) Patienten zu machen. Er achtet dabei auch auf die Mimik, die Gestik, die Körperhaltung und beispielsweise auf Atemgeräusche o. Ä. Kommt der Patient zur Abklärung einer Schilddrüsenfehlfunktion, so achtet der Arzt auch auf den Halsbereich beim Sprechen. Erfahrene Diagnostiker können oft schon bei dieser Beobachtung eine Einschätzung der Größe der Schilddrüse abgeben. In der Regel folgt dann eine Untersuchung des Ganzkörperstatus.

Bei diesem Arztgespräch ist es wichtig, bei der Wahrheit zu bleiben. Also nichts verschweigen oder schönreden, sondern sagen, wie es ist …

Ultraschalluntersuchungen
und andere bildgebende Verfahren

Zu den üblichen Untersuchungsverfahren gehört der Ultraschall. Da die Schilddrüse direkt unter der Haut liegt, ist sie somit gut sichtbar – natürlich vorausgesetzt, man hat einen geübten Blick. Für den Laien erscheinen die Bilder auf dem Monitor oft nicht mehr als Variationen von Grau. Der Arzt jedoch sieht so einiges: Im Wesentlichen beurteilt er per Ultraschall die Struktur und Größe der Schilddrüse. So kann er beispielsweise vermessen, ob die Schilddrüse vergrößert ist und es Hinweise auf eine Struma (Kropf) gibt (mehr dazu S. 103 ff.). Auch sogenannte Schilddrüsenknoten (mehr dazu S. 110 ff.) stellen sich gut im Ultraschall dar. Zudem kann durch das

Vermessen der Schilddrüse das Volumen berechnet werden. Die normalen Werte beim Mann liegen bei etwa 25 ml, bei einer Frau zwischen 18 und 20 ml. Der Grenzwert, der für eine Erkrankung der Schilddrüse spricht, liegt bei 10 ml.

Eine Zusatzmethode zur normalen Ultraschalluntersuchung ist die sogenannte farbige Dopplersonografie. Damit lassen sich Aussagen über die Durchblutung der Schilddrüse treffen. Auch einzelne Knoten können dadurch sichtbar gemacht werden.

Das Hauptaugenmerk liegt jedoch auf der Durchblutung. Da die Schilddrüse ja an sich schon sehr gut durchblutet ist, kann durch eine Doppleruntersuchung die Fließgeschwindigkeit selbst in kleinsten Blutgefäßen gemessen werden. Daraus ergeben sich für den Arzt unter Umständen Hinweise auf einen aktiven Morbus Basedow (mehr dazu S. 75 ff).

Elastografie bei Knoten

Die Elastografie ist ein Verfahren, das es dem Arzt ermöglicht, eine Einschätzung über die Art von Schilddrüsenknoten zu treffen. Fakt ist, dass Tumore und bestimmte entzündliche Veränderungen zu einer Verhärtung des Gewebes führen. Nun gibt es seit einiger Zeit eine ultraschallgestützte Möglichkeit, die Gewebedichte zu messen – die Elastografie. Der Arzt kann dadurch Hinweise erhalten, ob Schilddrüsenknoten gutartig (geringe Dichte) oder bösartig (hohe Dichte) sein können. Dieses Untersuchungsverfahren ist allerdings noch nicht überall verfügbar.

Im Fokus: Die Laboruntersuchungen

Oft sind es Blutuntersuchungen, die einen ersten Hinweis auf eine Schilddrüsenfehlfunktion geben. Bei einer Standarduntersuchung des Blutes wird allerdings nur der THS basal gemessen und bewertet. Der Endokrinologe gibt sich damit allein jedoch nicht zufrieden. Seine Labordiagnostik ist differenzierter.

Welche Schilddrüsenwerte werden bestimmt?

Durch die Blutuntersuchungen erfährt der Arzt, wie gut die Schilddrüse funktioniert. Je nachdem, welche Verdachtsmomente sich durch Voruntersuchungen und/oder das Patientengespräch ergeben haben, möchte der Arzt nun Antworten auf folgende Fragen:

▶ Liegt eine Schilddrüsenüberfunktion oder Schilddrüsenunterfunktion vor?
▶ Ist bei dieser Über- oder Unterfunktion der hormonelle Regelkreis mit der Hirnanhangdrüse gestört? (vgl. S. 10 f., Kapitel 1)
▶ Gibt es eine Unterfunktion der Hirnanhangdrüse?
▶ Ist die Schilddrüse entzündet?
▶ Und, wenn der Patient bereits Schilddrüsenmedikamente einnimmt, stimmt die Dosis der Medikamentierung?

Wie sind die im Labor ermittelten Schilddrüsenwerte einzuordnen?

Im Detail können das natürlich nur die Ärzte, deshalb dienen die folgenden Informationen lediglich zum allgemeinen Verständnis der Zusammenhänge.

Normale Schilddrüsenwerte sprechen für eine normal funktionierende Schilddrüse und einen intakten Regelkreis. Veränderte Werte liegen vor allem dann vor, wenn die Schilddrüse zu wenig oder zu viel Schilddrüsenhormone produziert.

Der TSH-Wert

Der normale TSH-Wert (bei Erwachsenen) im Serum liegt etwa zwischen 0,3 und 4,5 mU/l. Dieser Referenzwert ist abhängig vom Alter und Geschlecht des Patienten – und kann selbst von Labor zu Labor unterschiedlich gehandhabt werden. Generell steigt insbesondere der obere Referenzwert mit zunehmendem Alter. Auch bei Kindern und Jugendlichen bis zu 18 Jahren kann der TSH-Wert höher sein. Bei Patienten, die wegen einer Schilddrüsenunterfunktion bereits Hormone einnehmen müssen, sollte der TSH-Wert unter dem normalen Wert liegen.

Ein niedriger TSH-Wert kann durch verschiedene Krankheiten verursacht werden. Deshalb werden in der Regel dann auch die einzelnen Schilddrüsenwerte (T3, T4, fT3 und fT4) ermittelt, um sich ein besseres Bild machen zu können. Denn sind die TSH-Werte niedrig, dann spricht einiges dafür, dass die Schilddrüse in ihrer Produktion besonders aktiv ist. Es gilt: Sind die einzelnen Werte eher hoch, ist der TSH niedrig, um eine Überproduktion zu verhindern. Es deutet alles auf eine Schilddrüsenüberfunktion hin. Mögliche Auslöser dafür können Schilddrüsenknoten sein. Das zieht dann genauere Untersuchungen der Knoten nach sich (vgl. S. 110 ff.).

Ein hoher TSH-Wert ist ein Indiz für eine Schilddrüsenunterfunktion und kann auch ein Hinweis auf eine Immunkrankheit (wie Hashimoto-Thyreoiditis) sein. Auch in diesem Fall muss weiter geforscht werden, beispielsweise durch die Ermittlung der sogenannten Thyreoperoxidase-(TPO-)Antikörper im Serum. Diese werden bei sehr vielen Hashimoto-Patienten nachgewiesen.

Nehmen die Patienten bestimmte Medikamente ein – zum Beispiel Lithium –, kann das ebenfalls zu einem hohen TSH-Wert führen.

Die Hirnanhangdrüse, als Taktgeber für viele unterschiedliche endokrine Drüsen, kann aber auch selbst Ursache für die Abweichung der Werte sein, dann nämlich, wenn sie insuffizient (also unzulänglich, eingeschränkt) ist.

Ein nicht regelrechter TSH-Wert ist so oder so Anlass für weitere Blutuntersuchungen. Die verschiedenen Konstellationen des TSH in Bezug auf T3 und T4 bringen den Arzt auf die Spur möglicher Erkrankungen.

Dabei ergeben sich bei verschiedenen Krankheiten jeweils typische Konstellationen der Schilddrüsenwerte:

TSH (Thyreotropin) erhöht, T3 und T4 erniedrigt

Das spricht für eine Schilddrüsenunterfunktion. Die Hirnanhangdrüse will durch vermehrte TSH-Produktion die Schilddrüse an sich stimulieren, aber trotzdem wird von dieser zu wenig T3 und T4 produziert. Das deutet auf eine autoimmune Schilddrüsenerkrankung (z. B. Hashimoto) hin.

TSH (Thyreotropin) erniedrigt, T3 und T4 erhöht

Das spricht für eine Schilddrüsenüberfunktion. Die Hirnanhangdrüse drosselt ihre Hormonproduktion, um die Schilddrüsenwerte T3 und T4 zu senken, aber trotzdem wird weiterhin auf hohem Level produziert. Das kann auf folgende Erkrankungen hinweisen:

▶ Morbus Basedow

- Akute Schilddrüsenentzündungen
- Sogenannte heiße Knoten, die selbstständig Hormone produzieren
- Schilddrüsenvergrößerung (Kropf bzw. Struma)

TSH (Thyreotropin) erniedrigt, T3 und T4 erniedrigt

Sind alle drei Werte (TSH, T3 und T4) zu niedrig, dann kann eine Unterfunktion der Hirnanhangdrüse dafür verantwortlich sein. Funktioniert diese Drüse nicht richtig, kann selbst eine gesunde Schilddrüse nur unzureichend Hormone ausschütten.

Unspezifische Blutwerte

Im Rahmen einer Blutentnahme und der damit verbundenen Laborauswertung können auch sogenannte *unspezifische Werte* bestimmt werden. *Unspezifisch* bedeutet, dass für einen überhöhten Wert alle möglichen Ursachen in Frage kommen, er aber eben auch ein Hinweis auf spezielle Schilddrüsenerkrankungen sein kann. Im Zusammenhang betrachtet geben eben diese unspezifischen Blutwerte wertvolle Hinweise, um welche Art von Erkrankung es sich handelt.

Doch welche Blutwerte sind unspezifisch, aber doch relevant?

BSG (Blutsenkungsgeschwindigkeit) und CRP (C-reaktives Protein)

BSG und CRP sind Entzündungswerte, die bei einer Blutuntersuchung ermittelt werden können. Sind diese im Zusammenhang mit auffälligen Schilddrüsenwerten erhöht, könnte es sich um eine besondere Form der Schilddrüsenentzündung (subakute Thyreoiditis de Quervain) handeln. Nach einer entsprechenden Behandlung normalisieren sich die Werte wieder.

HDL, LDL und Triglyceride

Das sind die drei Blutfettwerte, die man landläufig unter dem Begriff Cholesterin kennt. Bei einer Schilddrüsenunterfunktion sind häufig auch die Blutfettwerte erhöht. Bei der Behandlung der Unterfunktion normalisieren sich auch die Blutfettwerte wieder.

Bei der Therapie mit Schilddrüsenhormonen werden über das Blutlabor regelmäßig auch noch andere Werte bestimmt, die einen Hinweise darauf liefern, ob die Medikamente richtig wirken. Beispielsweise werden bei einer Überfunktion hemmende Medikamente (Thyreostatika) verordnet, die ein Risiko für die weißen Blutkörperchen (Leukozyten) und die Leberwerte darstellen können. Um diese möglichen Nebenwirkungen rechtzeitig zu erkennen, werden die entsprechenden Werte durch Blutuntersuchungen kontrolliert.

Die Bestimmung von Antikörpern

Einige Schilddrüsenerkrankungen (wie beispielsweise Hashimoto) gehören zu den Autoimmunerkrankungen. Deshalb ist es wichtig bei einer festgestellten Schilddrüsenfehlfunktion, auch den Antikörperstatus im Blut zu überprüfen.

Antigen, Antikörper, Autoantikörper

Bei den Laboruntersuchungen von Autoimmunerkrankungen, tauchen drei gleichklingende Begriffe mit ganz unterschiedlicher Bedeutung immer wieder auf. Es ist gut zu wissen, wie man sie auseinanderhalten kann:

▶ **Antigene** sind fremde Eiweiße, gegen die das Immunsystem **Antikörper** bildet. Die Wortendung »-gen« hat aber nichts mit Genetik zu tun, sondern geht auf den englischen Begriff »antibody generating« zurück, was bedeutet »Antikörper erzeugend«.

▶ **Antikörper** wiederum sind Bestandteile des Immunsystems. Sie werden – ebenso wie die weißen Blutkörperchen – von den B-Lymphozyten gebildet. Für eine intakte Immunabwehr braucht der Körper sehr viele, teils hoch spezialisierte Antikörpermoleküle (man nennt diese auch Immunglobuline). Ihre Aufgabe ist es, beispielsweise Bakterien, die dem Körper schaden könnten, zu markieren, damit andere Substanzen des Immunsystems diese erkennen und unschädlich machen können.

▶ **Autoantikörper** (Abkürzung: AAk) sind **Antikörper**, die ein körpereigenes **Antigen** binden. Das bedeutet, dass sie körpereigene Eiweiße als »Fremdkörper« identifizieren und versuchen, diese unschädlich zu machen. Sie sind ein charakteristisches Merkmal von Autoimmunerkrankungen oder anderen schwerwiegenden Erkrankungen (beispielsweise Krebs).

Es gibt zwei Autoimmunerkrankungen der Schilddrüse – zum einen die Hashimoto-Thyreoiditis und zum anderen den Morbus Basedow.

Hashimoto-Thyreoiditis wurde nach dem japanischen Entdecker Hashimoto benannt. Im Fachjargon sprechen Ärzte auch von einer chronischen Autoimmunthyreoiditis. Die Diagnose wird bestätigt, wenn Antikörper gegen ein Schilddrüsenenzym, die Thyreoidea-Peroxidase (TPO), nachgewiesen werden können. Zumindest 80 Prozent der betroffenen Patienten tragen diese Antikörper in sich. Auch Antikörper gegen das Trägereiweiß Thyreoglobulin (Tg-AK) gelten als Hinweis für Hashimoto – allerdings ist es nur bei etwa 60 Prozent der Fälle nachweisbar.

Morbus Basedow (auch Basedowsche Erkrankung genannt) zählt ebenfalls zu den Autoimmunerkrankungen. Sie zeigt sich in der Regel durch eine Schilddrüsenüberfunktion. Zudem sind sehr oft auch die Augen betroffen – man spricht von endokriner Orbitopathie. Bei Morbus Basedow sind die fehlgeleiteten Antikörper (sogenannte TRAKs) gegen die Verbindungsstelle für TSH auf den Schilddrüsenzellen, den sogenannten TSH-Rezeptoren, aktiv. Sie kurbeln die Hormonproduktion an und fördern das Wachstum der Schilddrüse. Man spricht dann von einer diffusen Struma – also einer Vergrößerung der Schilddrüse.

Bestimmung von Tumormarkern

Diese Blut- oder Gewebeuntersuchungen sind erst dann relevant, wenn bereits ein Tumor an der Schilddrüse nachgewiesen ist. Durch die Bestimmung der Tumormarker kann der Arzt den Verlauf der Behandlung bzw. den Erfolg einer Operation beobachten.

Was sind Tumormarker?

Als Tumormarker werden zumeist Eiweiße bezeichnet, die vermehrt vom Körper produziert werden, wenn ein bösartiger Tumor im Organismus wächst. Diese Substanzen werden entweder von den Tumorzellen selbst oder aber vom Körper als Reaktion auf den Tumor hergestellt. Man kann sie im Serum, Plasma, Urin, im Gewebe oder in Zellen bestimmen. Je nach Organ, das vom Tumor betroffen ist, werden andere Markersubstanzen gesucht.

Die Tumormarker in Bezug auf die Schilddrüse sind Thyreoglobulin (Tg) und Calcitonin.

Thyreoglobulin ist ein Speichereiweiß in der Schilddrüse. Normalerweise ist dieser Wert im Blut relativ gering. Bei gutartigen und bösartigen Tumoren der Schilddrüse steigt der Thyreoglobulinwert jedoch stark an. In der Nachsorge zu Schilddrüsenoperationen wird der Tg-Wert in regelmäßigen Abständen kontrolliert, um sicherzustellen, dass der Tumor vollständig entfernt wurde und keine neuen Tumore im Entstehen sind (vgl. Kapitel 6, S. 126 ff.).

Ein weiterer Tumormarker ist **Calcitonin**. Er weist auf eine sehr seltene Form des Schilddrüsenkrebses hin – das medulläre Schilddrüsenkarzinom.

Urintest zur Jodbestimmung?

Es gibt Uriteststreifen (in der Apotheke), mit denen man auch selbst feststellen kann, ob man genügend Jod im Körper hat. In der ärztlichen Praxis werden solche Tests nur angewendet, wenn es darum geht, schnell herauszufinden, ob die verordneten Medikamente bei einer diagnostizierten Schilddrüsenfehlfunktion den gewünschten Effekt haben. Manchmal allerdings auch, um einen echten Jodmangel auszuschließen.

Die Szintigrafie

Stellt ein Arzt bei der Ultraschalluntersuchung der Schilddrüse knotige Gewebsveränderungen fest, ist es notwendig, diese genauer zu untersuchen. Das geht nur mit einer sogenannten Szintigrafie.

Was ist eine Szintigrafie?

Die Schilddrüsenszintigrafie ist ein bildgebendes Verfahren, bei dem spezielle radioaktive Substanzen dabei helfen, die Aufnahme von Jod in der Schilddrüse darzustellen. Diese Untersuchung findet in einer radiologischen Praxis statt.

Zu Beginn der Szintigrafie spritzt der Arzt dem Patienten sogenannte Radionuklide in die Armvene. Nach zehn bis zwanzig Minuten haben die Stoffe die Schilddrüse erreicht und können gemessen werden. Das geschieht mit einer Gammakamera, die die ausgesandte Strahlung der Radionuklide aufnimmt.

Das Grundprinzip einer Szintigrafie macht sich die Eigenschaft zunutze, dass die Schilddrüse aus dem Blut Jod aufnimmt, um damit Schilddrüsenhormone zu produzieren. In diesem Untersuchungsverfahren wird normales Jod durch schwach strahlendes jodähnliches Material ersetzt.

Welche Mittel werden in der Schilddrüsenszintigrafie eingesetzt?

Verwendet werden schwach strahlende Substanzen, die man Radionuklide nennt. Ihre chemischen Eigenschaften sind mit Jod identisch oder ähneln ihm so sehr, dass die Schilddrüse den Unterschied nicht erkennt. Am häufigsten wird dazu ^{99m}Technetium-Pertechnetat (PTT) oder Jodid mit ^{123}Jod verwendet.

Während der Untersuchung wird nun gemessen, wie stark einzelne Bereiche der Schilddrüse diese jodähnliche Substanz annehmen und umsetzen. Die Messung dauert etwa zehn Minuten.

Was bringt diese Untersuchung?

Sinn und Zweck einer Szintigrafie ist es, die Funktion der verschiedenen Schilddrüsenbereiche bildlich darzustellen und zu messen. Es geht beispielsweise darum, festzustellen, wie viel Jod von der Schilddrüse aufgenommen und verarbeitet wird. Das Hauptaugenmerk liegt allerdings bei der Beurteilung von Knoten, die zuvor bereits im Ultraschall gefunden wurden.

Das Kapitel 6 beschäftigt sich ausführlich mit der Knotenbildung und -behandlung in der Schilddrüse und deren Auswirkungen, hier nur kurz eine Erklärung, um die Szintigrafie besser einordnen zu können.

Die Mediziner unterscheiden bei knotigem Schilddrüsengewebe in heiße, warme und kalte Knoten. Generell nehmen sogenannte heiße Knoten mehr Jod auf als unverändertes Schilddrüsengewebe (= warme Knoten) – kalte Knoten adaptieren hingegen weniger Jod als normal.

Von sogenannten »heißen Knoten« geht potenziell keine Gefahr aus. Es handelt sich um gutartige Wucherungen, die ungebremst Schilddrüsenhormone produzieren. Die sogenannten »kalten Knoten« sind zumeist Folge einer Zyste oder Entzündung der Schilddrüse. In seltenen Fällen können sich auch bösartige Veränderungen dahinter verbergen. »Warme Knoten« weisen auf eine normale Funktion des betroffenen Gewebes hin.

Nächste Schritte

Am Ende des ersten Arztbesuchs beim Spezialisten haben Sie wahrscheinlich eine kleine To-do-Liste in der Hand. Entweder hat sich der Verdacht einer Fehlfunktion der Schilddrüse nicht bestätigt – dann wissen Sie zumindest, dass Sie dieses Buch beruhigt zur Seite legen können. Im anderen Fall werden Sie (endlich) eine Diagnose haben, die all Ihren unterschiedlichen Beschwerden einen Namen gibt. Es ist der Beginn einer langen Reise, die Sie durch Höhen und Tiefen führen wird. In ganz vielen Fällen ist die Therapie mit Medikamenten gut möglich. Was Ihre Diagnose für Sie persönlich bedeutet, können Sie am besten mithilfe der folgenden Seiten erfahren.

Kapitel 5

WENN DIE SCHILDDRÜSE AUS DEM TAKT GERÄT

Bei vielen Menschen arbeitet die Schilddrüse nicht so, wie sie soll – und zumeist wissen die Betroffenen nichts davon. Vielmehr quälen sie sich mit allerlei Beschwerden, die viele verschiedene Ursachen haben können, aber eben auch in einer Schilddrüsenfehlfunktion begründet sein können. Denn die kleine Hormonfabrik im Hals ist extrem wichtig für die Gesundheit und eine Über- oder Unterfunktion kann schwerwiegende Folgen haben.

Latente Schilddrüsenüberfunktion

Ob eine milde Überfunktion der Schilddrüse bereits eine Krankheit oder nur ein Symptom ist, darüber streiten die Experten. Fest steht, dass eine latente Schilddrüsenüberfunktion auf alle Fälle die Vorstufe oder ein Indiz für eine schwerwiegende Erkrankung sein kann. Im medizinischen Fachjargon spricht man bei dieser Erkrankung von einer latenten oder subklinischen Hyperthyreose.

Was ist eine latente Schilddrüsenüberfunktion?

Schon allein die Wortwahl »latent« (= etwas, was im Hintergrund vorhanden, aber noch nicht sichtbar ist) legt nahe, dass es sich um ein Geschehen handelt, das sich unterschwellig oder im Verborgenen entwickelt. Dementsprechend lässt es sich nicht offensichtlich an bestimmten Symptomen festmachen, weil die meisten Beschwerden anderen Grunderkrankungen zugeschrieben werden.

Fatal ist in diesem Zusammenhang, dass sich beispielsweise bei einer Blutuntersuchung ein vorbildlich »normales« Laborbild ergibt. Zwar rangiert der TSH-Wert im unteren Bereich, aber die freien Schilddrüsenhormone (fT3 und fT4) scheinen ausreichend vorhanden. Deshalb gibt es oft keinen Grund, sich näher mit einer möglichen Schilddrüsenfehlfunktion zu beschäftigen.

Allerdings steigt gerade mit zunehmendem Alter das Risiko, an Herz-Kreislauf-Problemen zu erkranken. Bei einer Überfunktion der Schilddrüse (und sei sie auch nur latent) beispielsweise rast das Herz. Tachykardie (also zu schneller Puls) und Arrhythmie (also Herzrhythmusstörungen) können insbesondere in Verbindung mit sogenanntem Vorhofflimmern (also Gefahr von Thrombosebildung in den Vorhöfen) das Schlaganfallrisiko steigern. Eine dauerhafte, wenn auch nur eine latente Schilddrüsenüberfunktion sollte also vermieden werden, zumal damit zugleich das Osteoporoserisiko steigt.

Ärztelatein zur latenten Schilddrüsenüberfunktion
- ▶ Latent = vorhanden, aber noch nicht sichtbar
- ▶ Tachykardie = zu schneller Puls
- ▶ Arrhythmie = Herzrhythmusstörungen
- ▶ Osteoporose = Knochenschwund
- ▶ Vorhofflimmern = häufigste Form der Herzrhythmusstörungen
- ▶ Hyperthyreose = Schilddrüsenüberfunktion

Sind Sie betroffen?

Da eine latente Schilddrüsenüberfunktion so selten frühzeitig erkannt und behandelt wird, sind die Statistiken zur Wahrscheinlichkeit höchst indifferent (sie schwanken zwischen 0,5 und 6 Prozent möglicher Patienten). Da die latente Hyperthyreose zumeist symptomlos verläuft, ist das auch nicht weiter verwunderlich.

Fest steht, dass – insbesondere vor dem Hintergrund einer möglichen Herzproblematik – ältere Patienten ein höheres Risiko tragen. Indirekt steigt bei einer unbehandelten latenten Überfunktion der Schilddrüse auch das Schlaganfallrisiko.

Wenn, dann äußert sich latente Schilddrüsenüberfunktion über psychische Probleme, wie Müdigkeit, Konzentrationsstörungen und depressive Stimmungslagen – aber selbst diese Symptome sind diagnostisch schwer greifbar.

Problematisch ist zudem, dass die Symptome bei Über- und Unterfunktion oftmals deckungsgleich sind. Gerade bei latenten Über- und Unterfunktionen reagiert die Psyche zuerst. Oder andersherum: Liegt eine psychische Erkrankung vor, reagiert die Schilddrüse mit.

Latente Schilddrüsenüberfunktion erkennen

Typische Symptome sind:

▶ Tachykardie (= zu schneller Puls)

▶ Arrhythmie (= Herzrhythmusstörungen)

▶ Müdigkeit, Konzentrationsstörungen und depressive Stimmungslagen

---

Ursachen für latente Schilddrüsenüberfunktion

Den Schwierigkeiten bei der Diagnose einer latenten Hyperthyreose stehen die vielfältigen Ursachen entgegen.

Am häufigsten lässt sich eine Überdosierung mit Schilddrüsenhormonen bei der Behandlung einer ursächlichen Schilddrüsenunterfunktion (Hypothyreose) ausmachen. Dazu muss man wissen, dass die Einstellung auf die richtige Dosierung von Schilddrüsenmedikamenten eine sehr heikle Angelegenheit ist.

Die perfekte Dosis ist nicht nur bei jedem Patienten eine andere, auch innerhalb eines Krankheitsverlaufs ändert sie sich.

Patienten mit einer chronischen Hashimoto-Thyreoiditis (vgl. S. 93 ff. in diesem Kapitel) beispielsweise kennen das. Symptomatisch für den Krankheitsverlauf sind Wechsel zwischen Über- und Unterfunktionsperioden. Dabei kann es dann in einer Phase der Schilddrüsenunterfunktion, die durch Medikamente ausgeglichen wird, zu einer latenten Schilddrüsenüberfunktion kommen.

Auch nach einer Schilddrüsenoperation werden Schilddrüsenhormone durch Medikamente zugeführt – hierbei gilt es, die individuelle Dosierung »auf den Punkt« zu bringen (vgl. Kapitel 8, S. 151 ff.).

Tritt die latente Schilddrüsenüberfunktion ohne Begleiterkrankung auf, so gab es zumeist Jodmangelzustände in der Biographie des Patienten.

Ursachen für latente Schilddrüsenüberfunktion
- ▶ Jodmangel
- ▶ Medikamente
- ▶ Symptom anderer Schilddrüsenerkrankungen

Diagnose einer latenten Schilddrüsenüberfunktion

Die Diagnose einer latenten Schilddrüsenüberfunktion zu stellen ist – je nach Krankenvorgeschichte – schwierig. Da die Patienten – wenn überhaupt – nur allgemeine und schwache Symptome zeigen, ist es nicht einfach, solch einer unterschwelligen Hyperthyreose auf die Spur zu kommen. Noch nicht einmal die Laborergebnisse sind eindeutig. Voraussetzung für eine gesicherte Diagnose ist eine wiederholte Messung des TSH-Wertes und die Bestimmung der Schilddrüsenhormone (T3, fT3, T4 und fT4).

1. **Laboruntersuchung:** Typisch für eine latente Schilddrüsenüberfunktion ist es, wenn der TSH-Wert mehrmals gemessen immer unterhalb des Referenzbereichs liegt. Die Schilddrüsenhormonkonzentrationen (T4 und T3) liegen im Normalbereich.

2. **Sonografie:** Durch eine Ultraschalluntersuchung wird die Gewebestruktur der Schilddrüse untersucht und nach Anhaltspunkten für eine Funktionsstörung gesucht.

3. **Szintigrafie:** Je nach Verdachtsmomenten wird der Arzt eine Schilddrüsenszintigrafie veranlassen.

Untersuchungsverfahren bei latenter Schilddrüsenüberfunktion
- ▶ Mehrfache Laboruntersuchungen
- ▶ Sonografie
- ▶ Szintigrafie

Der TSH basal und seine Referenzwerte

In einem normalen Blutbild wird labortechnisch unter anderem der TSH basal gemessen. Unter diesem Begriff versteht man den TSH-Wert (also den Wert des Thyreoidea-stimulierenden Hormons), ohne dass irgendwelche Stimulations-verfahren angewendet wurden. Ein Stimulationsverfahren ist beispielsweise die Gabe von TRH (also des Thyreotropin-Releasing-Hormons), das normaler-weise vom Hypothalamus produziert wird, um die Hypophyse zur Produktion von TSH anzuregen.

Der TSH-Normwert liegt im Bereich von 0,3 bis 4,5 mU/l. Wichtig für die Beur-teilung ist, dass diese Normwerte von Labor zu Labor unterschiedlich sein kön-nen. Für Kinder und Jugendliche gelten höhere TSH-Normwerte. Außerdem schwankt der TSH-Wert im Laufe des Tages – er steigt beispielsweise zum Abend hin an. Bei der Messung muss das berücksichtigt werden.

Wenn alle drei Schilddrüsenwerte (TSH, T3 und T4) vorliegen, kann der Arzt festlegen, ob es sich um eine **leichte (latente) oder ausgeprägte (manifeste) Störung** handelt:

▶ **Leichte Schilddrüsenüberfunktion (latente Hyperthyreose):** Der TSH-Wert ist bereits zu niedrig, die Werte von T4 und T3 liegen meist noch im Normbe-reich.

▶ **Ausgeprägte Schilddrüsenüberfunktion (manifeste Hyperthyreose):** Der TSH-Wert ist zu niedrig, die Werte von T4 und T3 sind erhöht.

Wie wird eine latente Schilddrüsenüberfunktion behandelt?

Die Ärzteschaft ist sich uneins, ob eine latente Überfunktion der Schild-drüse überhaupt behandelt werden muss. Auf alle Fälle jedoch muss sie be-obachtet werden.

Die Therapie richtet sich nach den Ursachen (also den Auslösern für das Ungleichgewicht).

1. Einstellung der Medikamentengabe

Als häufigster Auslöser für eine latente Überfunktion reicht es oft, die Schilddrüsenmedikation zu überprüfen und entsprechend zu senken.

Liegen andere Ursachen einer latenten Hyperthyreose vor, so kann die Therapie entsprechend differenzierter ausfallen.

2. Vorsicht: Herzrhythmusstörungen

Eine latente Schilddrüsenüberfunktion kann gelegentlich die Neigung zu Herzrhythmusstörungen und einer Tachykardie begünstigen. Dabei kann es günstig sein, selbst eine leichte Überfunktion noch weiter zu unterdrücken, um die Herzproblematik in den Griff zu bekommen.

Schilddrüsenautonomie

Die Schilddrüsenautonomie ist einer der Hauptauslöser für eine Überfunktion der Schilddrüse. Im medizinischen Fachjargon spricht man auch von einer autonomen Hyperthyreose. Eine Schilddrüsenüberfunktion liegt immer dann vor, wenn die Schilddrüse mehr Hormone produziert, als vom Körper gebraucht werden. Davor schützt normalerweise der Hormonregulator TSH (vgl. Kapitel 1, S. 11), der von der Hypophyse produziert wird, um den Hormonspiegel konstant und in Balance zu halten.

Kurz erklärt: Der Regelkreis

An der Produktion von Schilddrüsenhormonen sind drei Organe beteiligt: Der Hypothalamus, die Hypophyse und die Schilddrüse selbst. Durch den Hypothalamus wird die Hormonkonzentration im Blut gemessen und der Befehl an die Hypophyse weitergeleitet, mehr oder weniger TSH-Hormone an die Schilddrüse freizugeben. Je nachdem wie viel TSH in der Schilddrüse ankommt, beeinflusst das die »normale« Produktion der benötigten Schilddrüsenhormone.

Bei einer Autonomie reagieren die Schilddrüsenzellen nicht mehr auf den Regulator TSH. Salopp gesagt: »Sie machen sich selbstständig.« Das führt in der Folge zu einer Überschwemmung des Blutkreislaufes mit Schilddrüsenhormonen. Dadurch kommt es zu erheblichen Beschwerden wie beispielsweise Herzrhythmusstörungen. Schlussendlich spielt der gesamte Energiestoffwechsel im Körper verrückt.

Ärztelatein zur Schilddrüsenautonomie

- ▶ Autonome Hyperthyreose = Selbstständige Schilddrüsenüberfunktion
- ▶ Somatische Mutation = eine Genveränderung an Zellen
- ▶ TSH = die Schilddrüse stimulierendes Hormon, wobei T für Thyreoidea (bedeutet Schilddrüse), S für stimulierendes und H für Hormon steht
- ▶ Autonome Adenome = Schilddrüsenknoten
- ▶ Tachykardie = Herzrasen
- ▶ Tremor = Zittern (bspw. der Hände)

Was ist eine Schilddrüsenautonomie?

Eine Schilddrüsenüberfunktion – verursacht durch Autonomie – liegt vor, wenn die Schilddrüse unkontrolliert Schilddrüsenhormone (im Wesentlichen T3 und T4) produziert und ins Blut abgibt.

Eine Schilddrüsenüberfunktion beginnt zumeist schleichend. Anfangs versucht die Hypophyse noch durch eine Drosselung der TSH-Produktion einen zu hohen Hormonlevel innerhalb der Schilddrüse zu reduzieren. Gesunde Schilddrüsenzellen fahren die Hormonproduktion herunter, wenn weniger TSH ausgeschüttet wird. Autonome Schilddrüsenzellen reagieren darauf nicht und produzieren unbeeindruckt vom TSH Hormone im Überfluss.

Schilddrüsenautonomie erkennen

Typische Symptome sind:

- ▶ Rasches, vermehrtes Schwitzen, Unruhe und Nervosität
- ▶ Herzklopfen, Herzrasen (= Tachykardie), schneller Puls
- ▶ Wärmeempfindlichkeit (Wärmeintoleranz) und erhöhte Temperatur der Haut
- ▶ Vermehrter Durst
- ▶ Durchfall, manchmal Erbrechen, Gewichtsabnahme trotz gesteigerten Appetits
- ▶ Haarausfall
- ▶ Muskelschwäche, Muskelschmerzen und Muskelträgheit
- ▶ Zittern (= Tremor) der Hände

Sind Sie betroffen?

Eine Schilddrüsenüberfunktion bei Kindern ist eher selten, tritt allerdings mit zunehmendem Alter häufiger auf. Fatal ist, dass je älter der Patient ist, desto weniger auffällig sind die typischen Beschwerden. Oft ist ein schneller, unregelmäßiger Puls das einzige Anzeichen einer Überfunktion. Allerdings haben 70 bis 90 Prozent der Betroffenen eine Überfunktion, die mit einer Struma (= Kropf) einhergeht – und das ist zumeist offensichtlich. Bei weiblichen Patienten können Zyklusstörungen einen wertvollen Hinweis liefern.

Ursachen für Schilddrüsenautonomie

▶ Jodmangel

▶ Somatische Gewebsveränderungen

▶ Plötzlicher Jodüberschuss – bspw. durch Röntgenkontrastmittel

---

Ursachen für Schilddrüsenautonomie

Dazu gibt es nur wenige gesicherte Fakten. Offensichtlich ist jedoch ein Zusammenhang zwischen einem vorausgegangenen Jodmangel, der zu einer vergrößerten Schilddrüse führt und dann schlussendlich eine Überfunktion zur Folge hat. Dafür spricht, dass sich aus einer strukturellen Veränderung der Schilddrüse (= Struma oder Knotenbildung) langfristig ziemlich oft eine Funktionsstörung entwickelt.

Schuld daran ist eine sogenannte somatische Mutation (= eine Genveränderung) der – bislang gesunden – Schilddrüsenzellen. Die Genveränderung bewirkt, dass die Rezeptoren an den Zellen, an denen die TSH-Informationen aufgenommen werden, sich zunehmend unempfindlich zeigen. Sind diese autonomen Zellen vereinzelt oder die entstandenen Knoten noch klein, haben sie keine Auswirkungen auf die Schilddrüsenfunktion. Ändert sich jedoch die Jodmangelsituation schlagartig (beispielsweise durch die Gabe eines Röntgenkontrastmittels) und sind beispielsweise die Knoten groß genug, kommt es dadurch ausgelöst in der Schilddrüse zu einer ungebremsten Hormonproduktion.

Die autonomen Zellen motivieren sich selbst, so dass ständig neue

Schilddrüsenhormone ausgeschüttet werden, obwohl der Bedarf längst gedeckt ist.

Diese Gewebeveränderungen der autonomen Schilddrüsenzellen unterteilen Mediziner in drei Erscheinungsformen:
1. unifokale Autonomie = ein einzelner heißer Knoten
2. multifokale Autonomie = mehrere heiße Knoten
3. Diffuse autonome Zellen, die sich (ohne Knotenbildung) im Schilddrüsengewebe verteilen.

Diagnose Schilddrüsenautonomie

Beim Verdacht auf eine Schilddrüsenüberfunktion befragt der Arzt den Patienten zunächst ausführlich zu den aktuellen Beschwerden und nach Kontrastmitteluntersuchungen in letzter Zeit.
1. **Tastuntersuchung:** Eine Tastuntersuchung, um eine Knotenbildung oder eine Struma zu diagnostizieren, gehört obligatorisch dazu.
2. **Laboruntersuchungen:** Die Blutuntersuchung gibt ersten Aufschluss über die möglichen Ursachen. Hauptaugenmerk liegt dabei auf der Konzentration der Schilddrüsenhormone T_3 und T_4 sowie dem TSH im Blut. Typisch für eine Schilddrüsenüberfunktion ist, dass die T_3- und T_4-Werte erhöht sind, die Konzentration des TSH ist jedoch niedriger als normal.
   Weitere Untersuchungen helfen, die Ursache dieser Hormonstörung aufzudecken. Darüber hinaus werden noch andere Werte bestimmt, beispielsweise zum Ausschluss eines Morbus Basedow. Dafür liefern spezielle Antikörper (TSH-Rezeptorautoantikörper = TRAK) im Blut erste Hinweise. Manchmal entnimmt der Arzt auch eine Gewebeprobe aus der Schilddrüse (= Punktion), um diese im Labor genauer zu untersuchen.
3. **Sonografie:** Über die Ultraschalluntersuchung lässt sich lediglich die Struktur des Schilddrüsengewebes beurteilen. Der Arzt sucht nach Hinweisen für Vergrößerungen des Schilddrüsenvolumens und nach knotigen Veränderungen.
4. **Szintigrafie:** Diese Untersuchung findet in einer radiologischen Praxis statt. Die Schilddrüsenszintigrafie ist ein bildgebendes Verfahren, bei dem spezielle radioaktive Substanzen dabei helfen, die Aufnahme von

Jod in den Schilddrüsenzellen darzustellen. Dem Patienten werden sogenannte Radionuklide in die Armvene gespritzt. Nach zehn bis zwanzig Minuten haben die Stoffe die Schilddrüse erreicht und können gemessen werden. Das geschieht mit einer Gammakamera, die die ausgesandte Strahlung der Radionuklide aufnimmt.

Beim Verdacht auf Schilddrüsenautonomie wird bei der Szintigrafie besonderes Augenmerk auf den sogenannten Uptake gelegt. Bei einer Szintigrafie wird die aufgenommene Radionuklidmenge in die Schilddrüse gemessen, diese bezeichnet man als »Thyreoidale Technetium Uptake« (= TcTU).

Bereiche, in denen sich viel Jod ansammelt, erscheinen in der Bildgebung gelb und rot, also in warmen Farben. Areale, in denen nur wenig markiertes Jod sichtbar ist, stellen sich blauviolett dar und wirken deswegen eher »kalt«. Ein Schilddrüsenknoten, der viele Hormone produziert, muss auch viel Jod aufnehmen und umgekehrt. Somit erklärt sich, warum aktive autonome Knoten im Szintigramm warm erscheinen.

Untersuchungsverfahren bei Schilddrüsenautonomie
▶ Tastuntersuchung
▶ Laboruntersuchungen
▶ Sonografie
▶ Szintigrafie

Liegen alle Untersuchungsergebnisse vor, kann der Arzt einschätzen, um welchen Grad der Schilddrüsenüberfunktion es sich handelt. Man unterscheidet dabei:

1. Latente (subklinische) Hyperthyreose
2. Manifeste Hyperthyreose
3. Thyreotoxische Krise

Bei einer latenten Schilddrüsenüberfunktion (einer Überfunktion im Anfangsstadium) liegen normale T3- und T4-Werte vor bei gleichzeitig erniedrigtem TSH-Spiegel.

Bei einer manifesten Hyperthyreose (einer dauerhaften Schilddrüsen-überfunktion) liegen erhöhte T3- und T4-Werte vor bei gleichzeitig niedrigem TSH-Spiegel.

Bei einer thyreotoxischen Krise handelt es sich um eine lebensbedrohliche Komplikation der Schilddrüsenüberfunktion. Sie kann unerwartet auftreten, wenn ein Patient mit einer autonomen Überfunktion viel Jod aufnimmt.

Wie wird eine Schilddrüsenautonomie behandelt?

Je nach Schwere der Autonomie gibt es drei Behandlungsoptionen:

1. Medikamentöse Therapie

Es gibt Medikamente, die die Hormonproduktion eindämmen. Man nennt sie Thyreostatika. Die Dosierung richtet sich nach der Höhe der Hormonkonzentration im Blut und der damit verbundenen Beschwerden. Eine leichtere Form der Überfunktion mit wenigen Symptomen kann auch mit pflanzlichen Präparaten behandelt werden. Thyreostatika werden so lange verabreicht, bis die Hormonkonzentration wieder im Normbereich ist. Eine endgültige Lösung des Problems ist das allerdings nicht.

2. Radiojodtherapie

Eine nachhaltige Behandlung kann beispielsweise durch eine Radiojod-therapie, bei der gezielt autonome Zellen aufgelöst werden, erreicht werden.

3. Operation

Konzentrieren sich autonome Zellen überwiegend in heißen Knoten, so ist eine Entfernung der autonomen Zonen (= Knoten) die sicherste Behandlungsvariante.

Kurz gesagt: Jod meiden!

Wer an einer Schilddrüsenüberfunktion leidet, darf keine hohen Mengen Jod zu sich nehmen. Das kann bis zu einer toxischen Krise führen.

Akute Schilddrüsenentzündungen

Eine plötzlich auftretende Thyreoiditis (= Schilddrüsenentzündung) kann in zwei Formen auftreten. Man unterscheidet die eitrige und die nichteitrige Verlaufsform. Der Unterschied liegt in den Auslösern – bakteriell, viral oder durch äußere Einflüsse.

Was sind akute Schilddrüsenentzündungen?

Akute Schilddrüsenentzündungen – gleich, wodurch sie ausgelöst werden – haben eins gemeinsam: Sie treten spontan und plötzlich auf, manchmal sind sie mit Schmerzen verbunden. Oft handelt es sich dabei mehr um die Begleiterscheinung einer anderen Erkrankung, als dass die Entzündung allein auf die Schilddrüse begrenzt ist.

Als Quelle allen Übels kommen ganz viele unterschiedliche Erreger in Frage: Die Palette der möglichen bakteriellen Verursacher reicht von Streptokokken, Pneumokokken, Staphylokokken bis hin zum Darmbakterium Escherichia coli. Zumeist nimmt die Erkrankung im Hals-Rachen-Raum ihren Anfang und breitet sich dann über das Blut bis in die Schilddrüse aus und wird zur eitrigen Verlaufsform einer Schilddrüsenentzündung. Aber auch Pilzinfektionen oder virale Infekte lösen u. U. eine Thyreoiditis aus.

Ärztelatein zu akuten Schilddrüsenentzündungen

- ▶ Akut = plötzlich, spontan
- ▶ Subakut = schleichend
- ▶ Chronisch = anhaltend
- ▶ Thyreoiditis = Schilddrüsenentzündung
- ▶ Pharyngitis = Entzündung des Rachenraums
- ▶ Tonsillitis = Entzündung der Mandeln
- ▶ Sinusitis = Entzündung der Nasennebenhöhlen
- ▶ Trauma = starke Gewalteinwirkung
- ▶ Antiphlogistika = Medikamente zur Entzündungshemmung

Nichteitrige Entzündungen der Schilddrüse können von zu hoher Strahlendosierung (in Folge einer Krebstherapie im Halsbereich) herrühren oder durch ein sogenanntes Trauma (also beispielsweise einen Schlag auf die Schilddrüse).

Sind Sie betroffen?

Die entzündliche Thyreoiditis ist sehr selten und wenn, dann entsteht sie überwiegend im Zusammenhang mit einer bakteriellen Grunderkrankung. Allerdings sind Frauen davon häufiger betroffen als Männer. Zu einer gewissen Risikogruppe gehören Patienten, deren Immunabwehr aus medizinischen Gründen unterdrückt wird – wie beispielsweise bei Autoimmunerkrankungen oder nach Transplantationen.

Akute Schilddrüsenentzündungen erkennen

Typische Symptome sind:
► Fieber
► Schwellung, Rötung und Überwärmung am Hals
► Schluckbeschwerden und Heiserkeit
► Bis ins Ohr ausstrahlende Schmerzen
► Schwellung der Halslymphknoten

Da es so viele Erkrankungen gibt, bei denen der Patient in Folge eine akute Schilddrüsenentzündung (mit und ohne Eiterbildung) entwickeln kann, wird die Diagnose häufig über die Grunderkrankung gestellt.

Wenn, dann ist es das Offensichtliche, die geschwollene Schilddrüse mit einer ausgeprägten Rötung und Überwärmung im Halsbereich, die Betroffene zum Arzt bringt.

Ursachen für akute Schilddrüsenentzündungen

Erstes Anzeichen für eine akute Schilddrüsenentzündung ist meist ein zweiter Fieberanstieg im Anschluss an einen bakteriellen Infekt. Generell unterscheidet man die akute Schilddrüsenentzündung je nach Ursache:

► **Auslöser: Bakterien**

Sie sind die häufigste Ursache für eine eitrige Thyreoiditis. Bakterien gelangen über die Blutbahn oder den Lymphweg von den ursprünglichen Infektionsherden zur Schilddrüse. Insbesondere Bakterien, die typischerweise eine Pharyngitis (= Entzündung des Rachenraums), eine Tonsillitis (= Entzündung der Mandeln) und eine Sinusitis (= Entzündung der Nasennebenhöhlen) verursachen. Aber auch »exotische« Verursacher der Syphilis oder Tuberkulose können Entzündungen der Schilddrüse bewirken.

► **Auslöser: Viren**

Wesentlich seltener lösen Viren eine akute Verlaufsform der Schilddrüsenentzündung aus. Diese Infektionen kommen selten akut, sondern viel mehr subakut – also schleichend (Influenza, Mumps, Adeno, Coxsackie).

► **Auslöser: Trauma**

Nach Unfällen oder Gewaltakten, bei denen die Halsregion verletzt wird, kann durch die starke Gewalteinwirkung eine akute Entzündung der Schilddrüse entstehen.

► **Auslöser: Radioaktive Bestrahlung**

Menschen, die sich aufgrund einer Krebserkrankung im Hals- oder Brustbereich, einer Strahlentherapie unterziehen mussten, tragen ein geringes Risiko, dass auch das Schilddrüsengewebe dadurch in Mitleidenschaft gezogen wird. Dadurch kann eine akute Thyreoiditis entstehen.

► **Auslöser: Bösartige Tumore in der Schilddrüse**

Auch diese können als Begleitreaktion eine Entzündung der Schilddrüse auslösen. Auch Verletzungen der Drüse können dazu führen, dass sich das Organ entzündet.

Ursachen für akute Schilddrüsenentzündungen

► Verschleppte bakterielle Infektion (Rachen-, Mandel- oder Nasennebenhöhlenentzündung)
► Selten durch Viren
► Erhöhte Strahlenbelastung
► Gewalteinwirkung
► Tumor

Thyreoiditis de Quervain

Das ist eine subakute Schilddrüsenentzündung. Im medizinischen Fachjargon spricht man auch von einer granulomatösen Thyreoiditis. Als **granulomatös** bezeichnet man Entzündungen, deren Hauptmerkmal kleine knötchenartige Zellansammlungen (= Granulome) sind. Die Thyreoiditis de Quervain ist mehr ein Symptom als die Ursache einer Erkrankung. Sie entwickelt sich unterschwellig (= subakut) und wird plötzlich akut, beispielsweise als Folge einer Allgemeinerkrankung. Es scheint einen Zusammenhang zwischen viralen Infekten der Atemwege und dem Auftreten dieser seltenen Schilddrüsenentzündung zu geben.

Die Thyreoiditis de Quervain ist äußerst schmerzhaft, weil das Schilddrüsengewebe anschwillt. Die Schmerzen können von der Drüse im Hals bis hin zum Kiefer und zu den Ohren ausstrahlen. Die Patienten fühlen sich unwohl, haben Fieber, Kopf- und/oder Muskelschmerzen.

Diagnose akute Schilddrüsenentzündung

Typisch für eine akute Schilddrüsenentzündung sind Schmerzen, Schwellung der Schilddrüse und Fieber. Patienten, die mit solchen Beschwerden zum Arzt kommen, werden zunächst in einem Arztgespräch nach möglichen Parallelerkrankungen befragt. Insbesondere bakterielle Entzündungen im Hals-, Nasen- und Ohrenbereich stehen im Verdacht, für eine eitrige Entzündung der Schilddrüse verantwortlich zu sein. Dem Arzt geht es aber vor allem darum, eine akute von einer subakuten Thyreoiditis abzugrenzen (vgl. subakute Thyreoiditis de Quervain). Auch nach Verletzungen und Bestrahlungen wird gefragt.

Wichtige Erkenntnisse liefern außerdem:

1. **Laboruntersuchungen:** Weist das Labor erhöhte Entzündungswerte wie C-reaktives Protein (CRP) und Blutsenkungsgeschwindigkeit (BSG) sowie eine hohe Anzahl weißer Blutkörperchen im Blut nach, sind das eindeutige Indizien für eine Entzündung der Schilddrüse. Ebenso sind die Schilddrüsenhormonwerte aus dem Takt: TSH erhöht, T_3 und T_4 erniedrigt.

2. **Sonografie:** Eine entzündete Schilddrüse stellt sich bei der Ultraschalluntersuchung eindeutig dar. Die Struktur ist aufgelockert und das Bild auf

dem Ultraschallbildschirm ist eher dunkel (echoarm = gut durchblutet). Unter Umständen haben sich aufgrund der Entzündung blutgefüllte Zysten oder eitrige Abszesse gebildet. Manchmal ist auch eine Szintigrafie angebracht.

3. **Feinnadelpunktion:** Um die Diagnose sicherzustellen oder um Zysten bzw. Abszesse zu entlasten (= zu leeren) wird unter Umständen eine Feinnadelpunktion durchgeführt. Dabei können Gewebeproben entnommen und analysiert werden. Manchmal liefert das wertvolle Erkenntnisse für eine effektive Therapie.

Untersuchungsverfahren bei akuter Schilddrüsenentzündung

▶ Anamnese

▶ Laboruntersuchung

▶ Ultraschall

▶ u. U. Feinnadelbiopsie

Wie wird eine akute Schilddrüsenentzündung behandelt?
Die Therapie richtet sich nach der Ursache. Sind Bakterien der Grund für eine akute Schilddrüsenentzündung, werden Antibiotika und entzündungshemmende Medikamente (= Antiphlogistika) verordnet. Kühlende Umschläge lindern die Schmerzen.

Wichtig ist zudem Bettruhe. Manchmal wird zur raschen Linderung auch Kortison verabreicht.

Silent-Thyreoiditis
Die stumme (= eng. silent) Thyreoiditis (= Schilddrüsenentzündung) betrifft Frauen eher als Männer und kommt wenn, dann überwiegend im Zusammenhang mit einer Schwangerschaft vor (vgl. Postpartume Thyreoiditis, Kapitel 7, S. 144). Man vermutet, dass es sich um eine Autoimmunreaktion handelt, die zu einer vorübergehenden Schilddrüsenüberfunktion führt. Nach drei akuten Monaten klingt sie zumeist im Laufe eines Jahres von allein wieder ab.

Morbus Basedow
(Immunhyperthyreose)

Morbus Basedow ist eine Autoimmunerkrankung. »Autoimmun« bedeutet, dass das Immunsystem des Körpers »irrtümlich« eigenes Gewebe angreift – in diesem Fall hauptsächlich das der Schilddrüse. Abgesehen von der Hashi-moto-Thyreoiditis ist der Morbus Basedow die zweithäufigste Autoimmun-erkrankung dieser Drüse und führt zu einer Schilddrüsenüberfunktion. Während andere Überfunktionsstörungen schleichend beginnen, tritt der Morbus Basedow plötzlich (= akut) und besonders heftig auf.

Was ist ein Morbus Basedow?

Diese Erkrankung wird im Fachjargon unterschiedlich bezeichnet, neben Morbus Basedow (Morbus = Krankheit und Basedow ist der Name des Arz-tes, der sie zuerst beschrieben hat) nennt man sie auch Basedowsche Krank-heit, immunogene Hyperthyreose oder Immunthyreopathie vom Typ Base-dow.

So funktioniert das Immunsystem

Den wirksamsten Schutz gegen Krankheitserreger bietet das Immunsystem. Ist es stark und gesund, dann können krankmachende Bakterien und Viren ihm kaum etwas anhaben. Man kann das Immunsystem mit einer Alarmanlage vergleichen, die anspringt, wenn körperfremde Stoffe in den Organismus ein-dringen. Sobald das geschieht, werden Heerscharen unterschiedlicher Zellen gebildet, die Eindringlingen zu Leibe rücken. Solche Immunzellen werden in verschiedenen Organen gebildet und sind jeweils hochspezialisiert. Soge-nannte B-Zellen und Antikörper (man nennt sie auch Immunglobuline) sind Teil dieses Systems und werden von den B-Lymphozyten gebildet. Die Aufgabe der B-Zellen ist es – während eines Infekts – beispielsweise Bakterien an ihrer Oberfläche zu markieren, damit andere Substanzen des Immunsystems diese erkennen und unschädlich machen können. Der Trick der sogenannten Antikör-per ist es, die Andockstellen auf der Oberfläche von krankmachenden Zellen so zu verschließen, dass diese keine gesunden Zellen mehr angreifen können.

Das Besondere an Autoimmunerkrankungen im Allgemeinen und dem Morbus Basedow im Speziellen ist es, dass vom Organismus Antikörper gebildet werden, die dann wiederum körpereigene Zellen »angreifen« – in diesem Fall sind es die Schilddrüsenzellen.

Autoimmunerkrankungen der Schilddrüse durch Antikörper führen zu einer Überfunktion der Schilddrüsenzellen. Das ist typisch für den Morbus Basedow, aber auch für das Anfangsstadium einer Hashimoto-Thyreoiditis (vgl. S. 93 ff. in diesem Kapitel). Wobei für Morbus Basedow eine erbliche Veranlagung vorliegen muss, gehört eine Hashimoto-Thyreoiditis wiederum zu den »erworbenen« Schilddrüsenerkrankungen.

Aber was passiert dabei im Körper? Wenn Autoimmunerkrankungen ausbrechen, geschieht Folgendes:

An der Oberfläche von Körperzellen und ebenso an den Oberflächen von krankmachenden Erregern (Viren oder Bakterien) befinden sich Andockstellen, über die Informationen oder wichtige Zellbausteine aus dem Blut aufgenommen und verarbeitet werden können. Die Zellen der Schilddrüse haben eine solche Andockstelle für TSH, was von der Hirnanhangdrüse gebildet wird und das diese Information über das Blut an die Schilddrüsenzellen weitergibt. Die Konzentration des TSH im Blut reguliert, wie viele Hormone (T3 und T4) gebildet werden müssen. Bei einer Autoimmunerkrankung (hier dem Morbus Basedow) schlägt das Immunsystem (Fehl-)Alarm und löst dadurch die Produktion von Antikörpern aus. Diese identifizieren gesunde Schilddrüsenzellen als gefährliche Eindringlinge und verschließen (vorsichtshalber) die Andockstellen für das TSH (man nennt diese Andockstellen im Fachjargon TSH-Rezeptoren).

Die Schilddrüsenzellen sind somit von der Kontrolle und dem Impuls des TSH abgekoppelt. An ihre Stelle sind nun die TSH-Rezeptor-Antikörper getreten, die die Zellen nach außen abschirmen, aber fatalerweise nach innen den Impuls zur ungehinderten Produktion von Schilddrüsenhormonen geben. Die Folge ist eine Überfunktion.

Die Schilddrüsenüberfunktion durch Antikörper nennt man Morbus Basedow. Sie gleicht in den Auswirkungen einer »normalen« Überfunktion – setzt jedoch plötzlich und heftiger ein. Die ständige Überproduktion der Hormone führt zu einem Wachstum der Schilddrüse und hat beispielsweise eine Struma (= Kropf) zur Folge.

Sind Sie betroffen?

Der Morbus Basedow setzt eine erbliche Veranlagung voraus und tritt in Familien gehäuft auf. Frauen erkranken siebenmal häufiger als Männer: Betroffen sind vor allem Frauen unter 40 Jahren. Mit zunehmendem Alter sinkt das Risiko, daran zu erkranken, merklich. Dass man die genetische Veranlagung besitzt, bedeutet aber nicht, dass die Krankheit auch ausbricht.

Ob man von Morbus Basedow betroffen ist, lässt sich anhand von drei Leitsymptomen leicht feststellen. Man nennt sie die Merseburger Trias. Der etwas merkwürdige Begriff geht auf den Arzt Carl von Basedow zurück, der den Morbus Basedow zuerst beschrieb – und der lebte und praktizierte in Merseburg.

Die drei Leitsymptome sind:

▶ Vergrößerung der Schilddrüse (»Kropf«, Struma)
▶ Hervortreten der Augäpfel (Exophthalmus)
▶ Herzrasen (Tachykardie)

Ärztelatein zum Morbus Basedow

▶ Autoimmunerkrankungen = Krankheiten, die entstehen, wenn sich Antikörper gegen körpereigene Zellen bilden und diese angreifen
▶ Struma = kropfartige Vergrößerung der Schilddrüse
▶ TSH = Hormon der Hypophyse, das die Produktion der Schilddrüsenhormone reguliert
▶ Hypophyse = Hirnanhangdrüse
▶ Exophthalmus = Hervortreten der Augäpfel
▶ Tachykardie = Herzrasen
▶ Endokrine Orbitopathie = entzündliche Erkrankung der Augenhöhlen
▶ Zöliakie = Glutenunverträglichkeit
▶ Myxödem = Schwellungen an den Schienbeinen
▶ Thyreotoxisches Koma = Bewusstlosigkeit, ausgelöst durch zu viel Schilddrüsenhormone
▶ Thyreotoxische Krise = schwere Nebenwirkungen durch zu viele Schilddrüsenhormone
▶ Thyreostatika = Medikamente, die die Schilddrüsenhormonproduktion hemmen

---

Die Krankheit beginnt plötzlich und oft haben die Betroffenen viele Symptome zugleich. Sie verlieren an Gewicht, können schlecht schlafen und der Blutdruck steigt. Da ohnehin mehr Frauen als Männer erkranken, sind Zyklusstörungen und Unfruchtbarkeit ebenfalls ein Indiz, an Morbus Basedow erkrankt zu sein. Viele Patienten entwickeln zusätzlich eine entzündliche Erkrankung der Augenhöhlen (endokrine Orbitopathie). Dadurch treten die Augäpfel hervor und machen die Krankheit offensichtlich.

Fehlen diese Merkmale, sind die Unterschiede zu einer Überfunktion durch autonomes Schilddrüsengewebe nur schwer zu erkennen.

Schilddrüsenautonomie	Morbus Basedow
Häufig knotige Struma (Kropf)	Meistens einheitliches Strumagewebe
Schleichender Beginn	Plötzlicher Beginn
Überwiegend Männer	Überwiegend Frauen
Im Ultraschall: normale Durchblutung	Im Ultraschall: vermehrte Durchblutung
Keine Antikörper	Positiv auf Antikörper TRAK, TPO-AK, Tg-AK
Ältere Patienten	Jüngere Patienten

Morbus Basedow erkennen

Typische Symptome sind:
- ▶ Gewichtsverlust
- ▶ Schlafstörungen
- ▶ Wärmeüberempfindlichkeit und Schweißausbrüche
- ▶ erhöhter Blutdruck
- ▶ Haarausfall
- ▶ Zyklusstörungen und Unfruchtbarkeit bei Frauen
- ▶ Muskelschwäche
- ▶ Innere Unruhe, Reizbarkeit, Angstzustände und Konzentrationsschwäche

Ursachen für Morbus Basedow

Ob und wann Menschen mit der erblichen Veranlagung erkranken, lässt sich nicht vorhersagen. Manchmal bricht die Krankheit in Folge einer Virusinfektion aus oder nach einer schweren psychischen Belastung. In seltenen Fällen gibt es aber auch keine offensichtlichen Auslöser. Da überwiegend Frauen betroffen sind, wird die Diagnose häufiger bei hormonellen Ausnahmesituationen gestellt – also während der Pubertät, in den Wechseljahren oder in einer Schwangerschaft. In anderen Fällen erkranken Patienten aus völligem Wohlbefinden heraus an Morbus Basedow.

So wie die Hashimoto-Thyreoiditis tritt auch Morbus Basedow häufig zusammen mit anderen Autoimmunerkrankungen auf. Beispielsweise kommt es in diesem Zusammenhang zu Morbus Addison (einer Unterfunktion der Nebennieren), Diabetes Typ 1 oder einer Glutenunverträglichkeit (= Zöliakie).

Etwa die Hälfte aller Morbus-Basedow-Patienten leiden neben der Schilddrüsenüberfunktion auch unter einer Erkrankung der Augenhöhlen (medizinisch: Exophthalmus). Dabei erscheinen die Augen groß und weit aufgerissen. Die Augäpfel treten stärker hervor als normal. Die Ursache dafür nennt man endokrine Orbitopathie, dabei wächst das Gewebe des Augapfels. Man vermutet eine Störung im körpereigenen Abwehrsystem.

Der Exophthalmus macht verschiedene, allesamt unangenehme Beschwerden. So lässt sich unter Umständen das Auge nicht mehr gut schließen oder die Betroffenen haben ein ständiges Fremdkörper-im-Auge-Gefühl. Zudem tränen die Augen öfter und die Bindehaut ist gerötet. Außerdem kann es zu Lichtempfindlichkeit und Sehstörungen kommen. In seltenen Fällen sind Doppelbilder möglich oder der Sehnerv nimmt Schaden.

Die endokrine Orbitopathie, der schnelle Herzschlag (Tachykardie) und die Schilddrüsenvergrößerung (Struma) gelten in ihrer Kombination als besonders charakteristische Symptome des Morbus Basedow. Aber auch ohne diese Leitsymptome kann ein Morbus Basedow vorliegen.

In sehr seltenen Fällen bildet sich bei Morbus Basedow eine Schwellung (= Myxödem) an den Schienbeinen oder Gelenkprobleme an Händen und Fingern.

Ursachen für Morbus Basedow

Es braucht eine erbliche Veranlagung. Hinzu kommen Auslöser wie

▶ Stress

▶ Virusinfektionen

▶ Operationen

▶ Schwere Krankheiten

▶ Selten eine Schwangerschaft

Diagnose Morbus Basedow

Manchmal ist die Diagnosestellung ganz einfach, weil beispielsweise die Augensymptomatik offensichtlich ist. Aber ein Morbus Basedow kann auch ganz unauffällig daherkommen. Was aber immer mit dabei ist, ist eine erbliche Veranlagung. Deshalb wird auf das Patientengespräch hier besonders viel Wert gelegt.

1. **Patientengespräch**: Ein ausführliches Patientengespräch nennt man im medizinischen Fachjargon Anamnese. Dabei wird die Krankengeschichte des Patienten und natürlich auch eine erbliche Disposition (= Veranlagung) erfragt.

2. **Körperliche Untersuchung**: Die Hinweise für einen Morbus Basedow lassen sich auch bei einer gründlichen Untersuchung feststellen. Dazu gehört eine Tastuntersuchung des Halsbereichs, um eine Vergrößerung der Schilddrüse (= Struma) zu erkennen. Es werden Blutdruck und Puls gemessen. Schlussendlich schaut sich der Arzt die Augen genau an und begutachtet die Struktur der Unterschenkel und die Fingergelenke.

3. **Laboruntersuchungen**: Am aufschlussreichsten sind die Blutwerte, die durch eine Laboranalyse bestimmt werden. Dazu gehören obligatorisch die TSH-, T3- und T4-Werte sowie fT3 und fT4. Für einen Morbus Basedow spricht, wenn die einzelnen Schilddrüsenhormonwerte erhöht sind, der TSH-Wert jedoch relativ niedrig ist. Außerdem wird die Blutprobe auch auf die für Morbus Basedow typischen Antikörper untersucht: TRAK, TPO-AK, Tg-AK – zumeist sind diese Werte erhöht.

4. **Ultraschall**: Dabei wird vor allem auf das Leitsymptom Struma (= Vergrößerung der Schilddrüse) geachtet. Das Gewebe ist gleichmäßig vergrößert und zeigt höchstwahrscheinlich keine knotigen Veränderungen. Je

nachdem welches Ultraschallgerät der Arzt benutzt, zeigt sich die stärkere Durchblutung der Schilddrüse durch eine sogenannte diffuse, verminderte Echodichte. Der Begriff »diffus« spricht dafür, dass das Gewebe gleichmäßig dargestellt wird. Von einer »verminderten Echodichte« ist die Rede, wenn sich das untersuchte Gewebe eher dunkel zeigt. »Echodicht« wiederum ist es, wenn es sehr hell erscheint.

Die sogenannte Doppler-Sonografie zeigt stark durchblutetes Gewebe rot an.

5. **Szintigrafie:** In der Szintigrafie zeigt sich, dass die Jodaufnahme beim Patienten massiv erhöht ist. Deshalb wird dieses Untersuchungsverfahren nicht immer angewendet. Es kann dann nämlich zu einer gefährlichen Komplikation kommen – der sogenannten thyreotoxischen Krise.

Untersuchungsverfahren bei Morbus Basedow

▶ Patientengespräch

▶ Körperliche Untersuchung (inkl. Augen, Hände und Unterschenkel)

▶ Laboruntersuchung

▶ Ultraschall

Wie wird ein Morbus Basedow behandelt?

Das Mittel der Wahl ist eine Therapie mit sogenannten Thyreostatika. Das sind Medikamente, die die Produktion von Schilddrüsenhormonen hemmen. Bei knapp der Hälfte aller Patienten ist die Erkrankung nach etwa einem bis eineinhalb Jahren ausgeheilt.

In diesem Zeitraum – meist allerdings nur zu Beginn der Therapie – gibt es Medikamente, die die Hauptsymptome lindern. So werden beispielsweise Betablocker verordnet, die Symptome wie Herzrasen kurieren sollen.

Die bei manchen Patienten parallel auftretenden Augenbeschwerden (endokrine Orbitopathie) können mit Kortison behandelt werden. In leichteren bis mittelschweren Fällen hilft unter Umständen zusätzlich Selen. Trockene Augen lassen sich mit befeuchtenden Augentropfen, Salben oder Gelen behandeln.

Es gibt allerdings auch Krankheitsverläufe, bei denen hilft die Behandlung mit Thyreostatika nicht ausreichend oder der Morbus Basedow flackert wieder auf. Dann muss unter Umständen die Schilddrüsenüberfunktion »ausgeschaltet« werden.

Dafür gibt es zwei Möglichkeiten: Entweder durch Radiojodtherapie oder durch eine Operation. Welche Variante für welchen Patienten in Frage kommt, entscheidet der Arzt anhand der persönlichen Befunde. Bei der Radiojodtherapie wird durch gezielten Einsatz von radioaktivem Jod-Isotop ein Teil des Schilddrüsengewebes funktionsunfähig gemacht. Bei einer operativen Therapie hingegen werden Teile oder sogar die ganze Schilddrüse entfernt. Die notwendigen Hormone werden dann durch Tabletten ausgeglichen.

Eine jahrelange Einnahme von Thyreostatika würde hingegen zu viele Nebenwirkungen und Komplikationen zur Folge haben.

Auch wenn der Morbus Basedow beispielsweise durch Thyreostatika ausheilen kann, muss man die Nachsorge besonders ernst nehmen – ein Wiederaufflammen ist jederzeit möglich.

Thyreotoxische Krise

Im medizinischen Sprachgebrauch spricht man auch von einer hyperthyreoten Krise. Diese kann als Komplikation auftreten, wenn bereits eine Schilddrüsenüberfunktion diagnostiziert wurde. Auslöser kann beispielsweise jodhaltiges Röntgenkontrastmittel sein. Seltener sind Infekte oder Operationen in Kombination mit schweren Verläufen der Stoffwechselerkrankung (also beispielsweise einer Schilddrüsenüberfunktion) der Grund.

Was dabei passiert? Die Schilddrüse schüttet plötzlich sehr viel mehr Hormone aus als normal. Das führt zu Fieber, Schwäche und Bewusstseinsstörungen. Im schlechtesten Fall kann es auch zur Bewusstlosigkeit kommen – dann spricht man vom thyreotoxischen Koma. Betroffene Patienten müssen intensivmedizinisch überwacht und behandelt werden.

Latente Schilddrüsenunterfunktion

Eine latente Hypothyreose wird oft auch als »verborgene« Schilddrüsenunterfunktion bezeichnet, weil sie von den Betroffenen zumeist nicht bemerkt wird. Die Symptome – wenn sie denn auftreten – sind so allgemein, dass sie kaum auf die Spur einer Erkrankung führen. Einzig ein bestimmter Blutwert – das sogenannte TSH (Thyreoidea-stimulierendes Hormon) – ist erhöht.

Was ist eine latente Schilddrüsenunterfunktion?

Mediziner unterscheiden zwischen einer manifesten (= deutlichen) und einer subklinischen Hypothyreose (= latenten, also noch nicht sichtbaren, Schilddrüsenunterfunktion). Aus einer latenten Unterfunktion kann sich eine manifeste Unterfunktion entwickeln. Die »verborgene« Schilddrüsenunterfunktion zu diagnostizieren ist ziemlich schwierig, dementsprechend gibt es wahrscheinlich auch mehr Betroffene, als bislang bekannt.

Das Besondere an einer latenten Schilddrüsenunterfunktion sind die (fast) unauffälligen Blutwerte: Die Schilddrüsenhormone werden in ausreichendem Maß produziert, nur der TSH-Wert ist leicht erhöht. Die Erhöhung des TSH deutet darauf hin, dass die Hirnanhangdrüse (= Hypophyse) mehr dieses Hormons produzieren muss, weil die Schilddrüse offenbar zu wenig (bzw. gerade genug) Schilddrüsenhormone (T3 und T4) produziert.

Ärztelatein zur latenten Schilddrüsenunterfunktion
- ▶ Manifeste Hypothyreose = deutliche Schilddrüsenunterfunktion
- ▶ Subklinische Hypothyreose = latente Schilddrüsenunterfunktion
- ▶ Latente Hypothyreose = verborgene Schilddrüsenunterfunktion

---

Sind Sie betroffen?

Ungefähr ein Prozent der Bevölkerung leidet unter einer Unterfunktion der Schilddrüse. Die latente Schilddrüsenunterfunktion ist im Vergleich dazu eher selten. Frauen scheinen häufiger betroffen als Männer. Dass es so wenige Erkenntnisse dazu gibt, liegt daran, dass die meisten Fälle gar nicht erst erkannt, geschweige denn behandelt werden. Die Experten sind sich uneins, ob man die entgleisten TSH-Werte überhaupt therapieren sollte. Oft handelt es sich bei erhöhten TSH-Werten auch um eine temporäre Veränderung, die beispielsweise durch große Anstrengung hervorgerufen werden kann. Entsprechend indifferent sind die Symptome, zumeist klagen Patienten über Müdigkeit, Konzentrationsprobleme, Haarausfall und Gewichtszunahme. Doch all das lässt sich zumeist auch durch andere Umstände erklären.

Latente Schilddrüsenunterfunktion erkennen

Typische Symptome sind:

▶ Haarausfall

▶ Müdigkeit

▶ Gewichtszunahme

Ursachen für eine latente Schilddrüsenunterfunktion

Eine latente Hypothyreose verläuft je nach Höhe des TSH-Werts unterschiedlich. In Bezug auf die möglichen Ursachen wird viel spekuliert – nur wenige Erkenntnisse sind wirklich gesichert. Während es dem Körper bei einer ausgeprägten (manifesten) Schilddrüsenunterfunktion an Hormonen mangelt, werden ja bei der latenten Hypothyreose noch ausreichend Schilddrüsenhormone gebildet. Zu den möglichen Auslösern zählen außergewöhnliche Anstrengungen, aber auch Fastenkuren oder Kortisonmedikamente können eine vorübergehende Schilddrüsenunterfunktion verursachen. Manchmal ist es auch die Hirnanhangdrüse, die für das Krankheitsbild verantwortlich ist.

Manche Patienten entwickeln durch die Schilddrüsenunterfunktion auch eine Struma (= Kropf). In diesem Zusammenhang ist eine ausreichende Versorgung des Organismus mit Jod wichtig. Auch eine Störung der Hirnanhangdrüse, die das TSH produziert, ist möglich.

Ursachen für eine latente Schilddrüsenunterfunktion

Mögliche Auslöser können sein:

- ▶ Körperliche Anstrengung
- ▶ Erkrankungen der Hirnanhangdrüse
- ▶ Jodbelastungen
- ▶ Fastenkuren
- ▶ Kortisoneinnahme

Diagnose latente Schilddrüsenunterfunktion

Die latente Schilddrüsenunterfunktion ist häufig ein Zufallsbefund. Nur in wenigen Fällen ist die Diagnose offensichtlich. Dann nämlich, wenn der Patient beispielsweise zugleich an einer Struma (= Kropf) leidet. Entscheidend bei einer latenten Hypothyreose ist der schwankende, aber konstant erhöhte TSH-Wert im Blut. Bei Menschen mit einem leicht erhöhten TSH-Wert ab 6 mU/L normalisieren sich die Werte oft von selbst wieder. Personen mit stärker erhöhten Werten über 15 mU/L entwickeln dagegen oft innerhalb von einigen Monaten oder Jahren eine ausgeprägte Schilddrüsenunterfunktion mit schwerwiegenden Beschwerden.

Ist der TSH-Wert erhöht, so zeigt sich das im Blutbild. Aufmerksame Mediziner werden je nach Höhe des Wertes regelmäßige Kontrollen vorschlagen.

1. **Blutuntersuchung:** Der obere Referenzwert (von Labor zu Labor unterschiedlich) liegt bei 4,9 mU/L. Symptomatisch für eine latente Schilddrüsenunterfunktion ist es, wenn der TSH-Wert leicht erhöht ist, die Werte von T3 und T4 aber im Normbereich liegen.
2. **Sonografie:** Eine Ultraschallkontrolle der Schilddrüse ist obligatorisch. Bei einem grenzwertigem Blutbefund wird der Arzt im Ultraschall auf Größe und Struktur achten, um Anzeichen für eine eventuelle Struma zu finden.
3. **Szintigrafie:** Dieses Untersuchungsverfahren wird bei einer latenten Hypothyreose nur sehr selten angeordnet. Falls jedoch Hinweise auf Herz-Kreislauf-Erkrankungen vorliegen, ist es unter Umständen sinnvoll, die Jodaufnahme der Schilddrüsenzellen zu überprüfen.

▶ Laboruntersuchung

▶ Ultraschall

▶ u. U. Szintigrafie

Wie wird eine latente Schilddrüsenunterfunktion behandelt?

Leicht erhöhte TSH-Werte, die charakteristisch für eine latente Hypothyreose sind, stellen noch keine Gefahr für die Gesundheit dar. Dementsprechend wird sie auch nicht immer behandelt. Wenn, dann kommen Schilddrüsenhormone zum Einsatz, um den Hormonspiegel ausgeglichen zu halten. Das ist beispielsweise sinnvoll, wenn Schwangere einen solchen Hormonmangel entwickeln (vgl. Kapitel 7, S. 141 f.).

Schilddrüsenunterfunktion

Produziert die Schilddrüse weniger Hormone, als der Körper braucht, sprechen Mediziner von einer Hypothyreose (= Schilddrüsenunterfunktion). Für den Stoffwechsel hat ein solcher Hormonmangel fatale Konsequenzen. So wird beispielsweise die Leistungsfähigkeit ganz allgemein verringert. Mediziner unterscheiden eine Schilddrüsenunterfunktion je nach Ursache in eine primäre, sekundäre und tertiäre Hypothyreose.

Was ist eine Schilddrüsenunterfunktion?

Die Schilddrüse produziert aus Eiweiß und Jod lebenswichtige Hormone, nämlich Thyroxin (T4) und Trijodthyronin (T3). Diese Schilddrüsenhormone beeinflussen neben dem Stoffwechsel auch den Kreislauf, bei Kindern das Wachstum sowie ganz wesentlich das psychische Wohlbefinden. Obwohl eine Schilddrüsenunterfunktion (bis auf wenige Ausnahmen) nicht heilbar ist, so ist sie jedoch sehr gut mit Medikamenten therapierbar.

Während eine leichte (man spricht auch von latenter) Schilddrüsenunterfunktion zumeist keine Beschwerden verursacht (vgl. S. 83 ff. in diesem Kapitel), bringt ein massiver Hormonmangel oder gar ein Komplettausfall nahezu den gesamten Stoffwechsel des Körpers aus der Balance. Seine Aktivität ist merklich gedrosselt und die Beschwerden beeinflussen die Lebensqualität.

Insbesondere kann eine Schilddrüsenunterfunktion bei Kindern erhebliche Konsequenzen haben. Die Schilddrüsenhormone beeinflussen nämlich auch das körperliche Wachstum und die normale Entwicklung des Gehirns. Lesen Sie dazu mehr im Kapitel 7, S. 147 f.

Es gibt verschiedene Auslöser, die einen Schilddrüsenhormonmangel hervorrufen können. Manchmal ist nicht die Schilddrüse an sich dafür verantwortlich, sondern die übergeordneten Steuerungszentren im Gehirn – Hypothalamus und Hypophyse (= Hirnanhangdrüse).

Übrigens braucht die Schilddrüse für eine ausreichende Hormonproduktion auch Jod, das mit der Nahrung aufgenommen werden muss (vgl. Kapitel 2, S. 19 ff.).

Ärztelatein zur Schilddrüsenunterfunktion

▶ Hypothyreose = Schilddrüsenunterfunktion
▶ Hypothalamus = Steuerung des vegetativen Nervensystems
▶ Hypophyse = Hirnanhangdrüse

Sind Sie betroffen?

Viele Menschen leiden an einer Unterfunktion ohne es zu wissen, die Dunkelziffer ist hoch. Sie ist – nach der Zuckerkrankheit (Diabetes mellitus) – die häufigste Stoffwechselerkrankung. Frauen leiden häufiger darunter als Männer. Die Unterfunktion entwickelt sich zumeist schleichend und bleibt deshalb lange Zeit unerkannt.

Werden von der Schilddrüse zu wenige oder gar keine Hormone mehr gebildet, verlangsamen sich alle Stoffwechselvorgänge im Körper. Daraus entwickeln sich zahlreiche Beschwerden, die aber wiederum von Patient zu Patient unterschiedlich sind und auch nicht gleich stark auftreten.

Zu den häufigsten Symptomen gehören eine Leistungs- und Konzentrationsschwäche sowie Müdigkeit. Solche Phasen kennen viele Menschen, aber nicht immer ist die Schilddrüse daran schuld – auch deshalb bleibt eine Unterfunktion so lange unentdeckt. Während einige Patienten rein »körperlich« reagieren, also beispielsweise durch Gewichtszunahme, Verstopfung, verlangsamte Reflexe und Muskelverkrampfungen, leiden andere an überwiegend psychischen Beeinträchtigungen wie Störungen von Bewusstsein, Orientierungssinn und Gedächtnis. Es kommt zu depressiven Verstimmungen.

Schilddrüsenunterfunktion erkennen

Typische Symptome sind:

▶ Leistungs- und Konzentrationsschwäche

▶ Müdigkeit

▶ Störungen von Bewusstsein, Orientierungssinn und Gedächtnis

▶ Kälteempfindlichkeit

▶ Verlangsamte Reflexe und Muskelverkrampfungen

Unter Umständen auch:

▶ Depressive Verstimmung

▶ Verstopfung

▶ Gewichtszunahme

▶ Verlangsamung des Herzschlags (Bradykardie), Vergrößerung des Herzens, niedriger Blutdruck

▶ Durchblutungsstörungen mit Missempfindungen (wie »Ameisenlaufen«)

▶ Zyklusstörungen bei Frauen

▶ Einschränkungen von sexueller Lust (Libido), Fruchtbarkeit und Potenz (Erektile Dysfunktion = Impotenz)

Die Symptome einer Unterfunktion werden zudem häufig als Befindlichkeitsstörungen abgetan. Dazu gehört beispielsweise eine gesteigerte Kälteempfindlichkeit, das Haar wird struppig und glanzlos oder fällt aus. Geschwollene Augen, trockene, raue Haut und verdickte Lippen sind lästig und unschön, aber selten so dramatisch, dass man deshalb einen Arzt aufsucht.

Manchmal verändert eine Schilddrüsenunterfunktion auch die Blutwerte. Die Menge an Hämoglobin und roten Blutkörperchen nimmt zu, ebenso wie der Cholesterinspiegel oft erhöht ist. Das kann beispielsweise zu frühzeitiger Arterienverkalkung (Arteriosklerose) führen.

Zudem reagiert das Herz-Kreislauf-System: Der Herzschlag wird langsamer (= Bradykardie), das Herz wird größer und der Blutdruck sinkt. Durchblutungsstörungen mit Missempfindungen (wie »Ameisenlaufen«) sind lästig und unangenehm. Manchmal kommen Frauen auf die Spur einer Unterfunktion der Schilddrüse, wenn sie unter Zyklusstörungen leiden oder ein Kinderwunsch unerfüllt bleibt. Bei Männern wiederum kann Impotenz (= Erektile Dysfunktion) in einer Unterfunktion der Schilddrüse bedingt sein.

Über spezifische Symptome auf eine Schilddrüsenunterfunktion zu schließen ist insbesondere bei älteren Menschen schwierig. Oft sind im Alter als einzige Symptome Kälteempfindlichkeit, Leistungsschwäche oder Depression zu beobachten. Solche Beschwerden werden häufig als Alterserscheinung abgetan oder als eine beginnende Demenz oder Depression interpretiert.

Ursachen für Schilddrüsenunterfunktion

Auf die eine oder andere Weise geht eine Schilddrüsenunterfunktion immer mit einer Funktionsstörung einher. Sie ist entweder angeboren oder erworben. Es gibt solche, bei denen eine Entzündung für die Funktionsstörung verantwortlich ist oder die durch einen Jodmangel verursacht werden. Mediziner unterteilen eine Schilddrüsenunterfunktion in erster Linie nach dem Organ, welches diese Mangelproduktion der Hormone verursacht. Dementsprechend unterscheidet man:

1. Primäre Schilddrüsenunterfunktion

Eine primäre Hypothyreose ist die häufigste Form einer Schilddrüsenunterfunktion. Als »primär« wird sie bezeichnet, weil die Ursache der Erkrankung in der Schilddrüse selbst liegt. In einem zweiten Diagnoseschritt wird in eine angeborene und erworbene Form unterteilt.

▶ **Angeborene Schilddrüsenunterfunktion**

Einige Kinder (1:4000) kommen ohne Schilddrüse auf die Welt (= Athyreose) oder die Schilddrüse ist nicht voll entwickelt (= Schilddrüsendysplasie). Manchmal liegt auch eine Fehlfunktion der Schilddrüsenzellen vor. Unter Umständen litt die Mutter in der Schwangerschaft an einer Überfunktion und wurde mit Medikamenten behandelt, die dann wiederum beim Kind eine Unterfunktion zur Folge hatten. Lesen Sie mehr dazu im Kapitel 7, S. 141 ff.

▶ **Erworbene Schilddrüsenunterfunktion**

Eine chronische Entzündung der Schilddrüse führt beispielsweise zu einer erworbenen Schilddrüsenunterfunktion. Die sogenannte **Hashimoto-Thyreoiditis** ist eine Autoimmunerkrankung, die dazu führt, dass der Körper spezielle Antikörper bildet, die das eigene Schilddrüsengewebe zerstören, sodass dieses keine ausreichenden Mengen an Schilddrüsenhormonen mehr produzieren kann. Warum der Körper diese Antikörper bildet, ist noch unklar. Lesen Sie mehr dazu auf den folgenden Seiten in diesem Kapitel.

Im wahrsten Sinn des Wortes »erworben« ist die Schilddrüsenunterfunktion, wenn sie in Folge einer sogenannten **Radiojodtherapie** auftritt. Bei dieser Therapieform werden gezielt bestimmte Areale der Schilddrüse bestrahlt, um eine massive Schilddrüsenüberfunktion zu behandeln. Selten passiert es, dass im Anschluss eine Unterfunktion auftritt. Auch wenn die Überfunktion mit **Medikamenten** behandelt wird, kann die Produktion so nachhaltig gestört werden, dass sich in der Konsequenz eine Unterfunktion entwickelt. Eine **Operation**, bei der die Schilddrüse ganz oder teilweise entfernt wird, kann unter Umständen dazu führen, dass zu wenig produktionsfähiges Zellmaterial übrig bleibt.

Natürlich kann eine Unterfunktion der Schilddrüse auch dann entstehen, wenn über einen längeren Zeitraum **zu wenig Jod** aufgenommen wird.

2. Sekundäre Schilddrüsenunterfunktion

Die Ursache für eine Hypothyreose liegt manchmal auch in einer Funktionsstörung der Hypophyse (= Hirnanhangdrüse). Die Hypophyse produziert im Normalfall das Kontrollhormon TSH, das die Schilddrüsenzellen animiert, die Hormone T3 und T4 zu produzieren, Wird allerdings zu wenig TSH freigesetzt, kann auch die Schilddrüse nicht normal produzieren. Diese sekundäre Unterfunktion ist sehr selten und kann durch ein Schädel-Hirn-Trauma, eine Bestrahlung, einen Tumor in der Hypophyse oder deren operative Entfernung entstehen.

3. Tertiäre Schilddrüsenunterfunktion

Noch seltener ist diese dritte Variante der Schilddrüsenunterfunktion: In diesem Fall ist der Hypothalamus dafür verantwortlich. Dieser produziert das Hormon TRH, das wiederum die Hirnanhangdrüse steuert, die das TSH produziert, welches die Schilddrüsenhormonproduktion regelt.

Ursachen für Schilddrüsenunterfunktion

▶ Jodmangel

▶ Angeborene Fehlbildung der Schilddrüse (oder ohne Schilddrüse geboren)

▶ Chronische Entzündung der Schilddrüse

▶ Operation der Schilddrüse oder Zustand nach einer Radiojodtherapie

▶ Funktionsstörung der Hirnanhangdrüse oder des Hypothalamus

Diagnose Schilddrüsenunterfunktion

Patienten mit einer Schilddrüsenunterfunktion haben oft viele, aber wenig eindeutige Beschwerden. Je nachdem ist es für den Arzt schwierig, eine rasche Diagnose zu stellen. Das Arztgespräch ist allerdings nach wie vor die wichtigste Quelle für Informationen. Klagen beispielsweise Patienten über Müdigkeit, so kommen viele verschiedene Erkrankungen in Frage und in der Tat gibt es für Abgeschlagenheit unterschiedliche Erklärungen, die auch beim gesunden Menschen zutreffen können. Eine Schilddrüsenbeteiligung überhaupt in Betracht zu ziehen führt jedoch (fast) automatisch zu einem Diagnoseschema, das diesen Verdacht erhärtet oder ad absurdum führt.

1. **Äußere Untersuchung:** Dabei untersucht der Arzt den sogenannten Ganzkörperstatus. Er tastet dabei routinemäßig auch die Schilddrüse ab. Dabei kann er Hinweise über eine Vergrößerung des Organs (Stichwort: Struma) finden. Auch die Struktur von Haut, Haaren und dem Gesicht können unter Umständen Hinweise auf eine Unterfunktion geben.

2. **Laboruntersuchungen:** Am Anfang der Labordiagnostik steht die Blutuntersuchung. Dabei wird routinemäßig der TSH-Wert ermittelt. Ist dieser erhöht, ist das ein eindeutiger Hinweis für eine Unterfunktion der Schilddrüse (= primäre Unterfunktion). TSH-Werte, die erniedrigt sind, weisen auf eine sekundäre bzw. tertiäre Unterfunktion hin.

In beiden Fälle lohnt es sich, die Schilddrüsenhormone nochmals genauer zu untersuchen. Liegen diese unterhalb oder gerade noch im Normbereich, kann das ebenso für eine Unterfunktion sprechen – und zwar eine solche, die gerade noch vom Schilddrüsengewebe kompensiert (= ausgeglichen) werden kann. Bei Verdacht auf Hashimoto-Thyreoiditis können zudem bestimmte Antikörper nachgewiesen werden. Lesen Sie weiter unter diesem Stichwort auf den folgenden Seiten.

3. **Sonografie**: Die Ultraschalluntersuchung liefert wichtige Informationen über Größe und Struktur der Schilddrüse. Hinweise auf eine Vergrößerung der Drüse können den Verdacht einer Unterfunktion unterstützen.

4. **Szintigrafie**: Mit diesem Untersuchungsverfahren kann die Funktionsfähigkeit der Schilddrüse untersucht werden. Bei einer Unterfunktion nimmt die Schilddrüse diese radioaktiv markierte, jodähnliche Substanz nur in geringem Umfang oder gar nicht auf.

Bei Neugeborenen wird im Rahmen der gesetzlich vorgeschriebenen Früherkennungsuntersuchung (U2) eine Blutprobe auf eine Schilddrüsenunterfunktion getestet (vgl. S. 145).

Untersuchungsverfahren bei Schilddrüsenunterfunktion
▶ Laboruntersuchung
▶ Antikörpernachweis
▶ Sonografie
▶ u. U. Szintigrafie

Wie wird eine Schilddrüsenunterfunktion behandelt?
Die Therapie ist einfach: Ziel der Behandlung ist es, den Hormonmangel auszugleichen, um damit die Beschwerden zu lindern. Das Mittel der Wahl sind Schilddrüsenhormone in Tablettenform. Tabletten mit synthetisch hergestelltem Thyroxin (T4), das mit dem in der Schilddrüse hergestellten T4 identisch ist, können den Mangel beheben. Aus T4 kann die Schilddrüse in der Regel T3 in ausreichendem Maß herstellen.

Bis auf wenige Ausnahmen erfolgt die Medikamentierung lebenslang.

Bei einer Unterfunktion, die maßgeblich durch einen Jodmangel bedingt ist, werden auch Jodtabletten verordnet.

Allerdings wäre es falsch, nun anzunehmen, dass die Dosierung ganz einfach wäre. Die individuelle Menge exakt einzustellen braucht vor allem bei älteren Patienten viel Geduld, Zeit und Fingerspitzengefühl. Lesen Sie dazu mehr im Kapitel 8.

Hashimoto-Thyreoiditis

Hashimoto-Thyreoiditis ist eine chronische Entzündung der Schilddrüse, die durch eine Autoimmunreaktion ausgelöst wird. Sie gehört zu den häufigsten Erkrankungen der Schilddrüse. Das Besondere daran ist, dass sie zunächst mit einer Schilddrüsenüberfunktion beginnt und schließlich in einer Unterfunktion endet. Die Hashimoto-Thyreoiditis ist nicht heilbar, aber gut therapierbar.

Was ist eine Hashimoto-Thyreoiditis?

Die Hashimoto-Thyreoiditis ist – ebenso wie Morbus Basedow – eine Autoimmunerkrankung der Schilddrüse. Als autoimmun werden Erkrankungen bezeichnet, bei denen vom Organismus Antikörper gebildet werden, die dann wiederum körpereigene Zellen »angreifen« – in diesem Fall sind es die Schilddrüsenzellen.

Erstaunlich bei der Hashimoto-Thyreoiditis ist, dass sie so weit verbreitet ist, gleichzeitig jedoch die Forschung noch nicht besonders erkenntnisreich verläuft. Man vermutet eine genetische Verlangung, aber die Krankheit ist nicht erblich bedingt, so wie beispielsweise der Morbus Basedow.

Bei der Entstehung der Krankheit spielt unter Umständen die Leberentzündung vom Typ C (= Hepatitis C) eine Rolle. Auch vorherige Infekte (bakteriell oder viral) werden als Auslöser gehandelt. Auffällig ist zudem, dass Patienten mit Hashimoto-Thyreoiditis zusätzlich noch an weiteren Autoimmunerkrankungen leiden – beispielsweise unter Diabetes Typ 1, Zöliakie oder einer schweren Form von Blutarmut (der sogenannten perniziösen Anämie).

Im medizinischen Fachjargon wird die Hashimoto-Thyreoiditis auch als chronisch-lymphozytäre Thyreoiditis, chronische Thyreoiditis Hashimoto oder (seltener) Morbus Hashimoto genannt. Die meisten Patienten nennen sie kurz nur »Hashimoto«.

Autoimmunerkrankungen – wenn das Immunsystem außer Kontrolle gerät

Ein starkes und gesundes Immunsystem ist der beste Schutz vor Infektionen aller Art. Krankmachende Bakterien und Viren können ihm kaum etwas anhaben. Dringen körperfremde Stoffe in den Körper ein, springt das Immunsystem an, identifiziert und markiert den Gegner, um schließlich maßgefertigte »Waffen« zu dessen Bekämpfung zu entwickeln. Heerscharen unterschiedlicher Zellen werden gebildet, um den Eindringlingen zu Leibe zu rücken.

Bei Autoimmunerkrankungen geschieht genau das: Nur, dass es keine Stoffe von außen sind, die das Immunsystem in Alarm versetzen, sondern »harmlose« körpereigene Zellen. Warum das so ist und warum der Organismus so unerbittlich die eigenen Körperzellen angreift und gar zerstört, stellt die medizinische Forschung vor ein Rätsel. Manchmal verschwinden Autoimmunreaktionen so schnell, wie sie gekommen sind. In einigen Krankheitsverläufen erfolgen die Attacken schubweise oder verlaufen aber kontinuierlich. Bei der Hashimoto-Thyreoiditis ist der Krankheitsverlauf beherrschbar, sprich es gibt Möglichkeiten, den »Systemausfall« medikamentös auszugleichen. Eine Heilung gibt es jedoch nicht.

Ärztelatein zur Hashimoto-Thyreoiditis

▶ Thyreoiditis = Entzündung der Schilddrüse
▶ Hashimoto = Name des Mediziners, der die Krankheit zuerst beschrieben hat
▶ Diabetes vom Typ 1 = Zuckerkrankheit
▶ Zöliakie = Unverträglichkeit gegen Gluten
▶ Perniziöse Anämie = schwere Form von Blutarmut
▶ Hepatitis C = Leberentzündung vom Typ C

Sind Sie betroffen?

Die Hashimoto-Thyreoiditis ist die häufigste Form der Schilddrüsenentzündung: sie macht etwa 80 Prozent aller Fälle aus. Frauen erkranken etwa neunmal häufiger als Männer und zwischen dem 40. und 50. Lebensjahr kommt das besonders oft vor. Das ist nicht weiter verwunderlich, denn an der Schilddrüse zu erkranken ist ohnehin überwiegend ein »Frauenproblem« und gerade in diesem Lebensjahrzehnt verändert sich der Organismus besonders stark.

Wie bei anderen Schilddrüsenerkrankungen auch, bleibt die Krankheit lange Zeit unentdeckt – und nur wenn die gängigen (und vor allem widersprüchlichen) Symptome überhandnehmen, wird sie häufig per Zufall entdeckt. Da ja überwiegend Frauen betroffen sind, werden die typischen Symptome des Anfangsstadiums oft fälschlicherweise den nahenden Wechseljahren zugeschrieben. Hitzewallungen, Zyklusstörungen, innere Unruhe und Nervosität plagen viele Hashimoto-Patienten gerade in der Anfangsphase.

Typisch für den Krankheitsverlauf von Hashimoto ist zu Beginn eine Überfunktion der Schilddrüse. Dabei werden von der entzündeten Drüse größere Mengen Schilddrüsenhormone unkontrolliert ins Blut freigegeben.

Hashimoto erkennen I

Typische Symptome der Schilddrüsenüberfunktion bei Hashimoto im Anfangsstadium:

▶ Unruhe und Nervosität
▶ Gewichtsverlust trotz gutem Appetit, Durchfall
▶ Haarausfall
▶ Herzklopfen
▶ Gesteigertes Wärmeempfinden, Schwitzen und Zittern
▶ Bei Frauen: Zyklusstörungen

Der anfänglichen Überschwemmung des Organismus mit Schilddrüsenhormonen folgt eine zunehmende Unterfunktion. Die Drüse wird mehr und mehr geschädigt, sodass sie immer weniger Hormone herstellen kann.

Schlussendlich werden gar keine Schilddrüsenhormone mehr produziert. Der Körper reagiert entsprechend mit den Symptomen einer Schilddrüsenunterfunktion wie beispielsweise Heiserkeit, Verstopfung, niedriger Puls und trockene Haut. Oft sind die Beschwerden genau das Gegenteil der Symptome, die zuvor aufgetreten sind: Aus Durchfall wird Verstopfung, Gewichtsverlust verkehrt sich in Gewichtszunahme, der bislang rasende Puls beruhigt sich merklich.

Doch ganz oft macht Hashimoto über lange Zeit gar keine Beschwerden und wird – wenn überhaupt – nur durch Zufall entdeckt.

Hashimoto erkennen II

Typische Symptome der Schilddrüsenunterfunktion bei Hashimoto:

▶ Antriebslosigkeit, Müdigkeit und depressive Stimmungslagen
▶ Gewichtszunahme und Verstopfung
▶ Trockenes, strohiges Haar oder Haarausfall
▶ Heiserkeit und trockene Haut
▶ Niedriger Puls
▶ Schwellungen im Gesicht (Augenlider), an Armen und Beinen
▶ Gesteigertes Kälteempfinden
▶ Bei Frauen: Zyklusstörungen

Hashimoto-Enzephalopathie

Im Zusammenhang mit einer Hashimoto-Thyreoiditis kann sich eine Erkrankung des Gehirns entwickeln – die Hashimoto-Enzephalopathie. Sie führt zu unterschiedlichen neurologischen und psychiatrischen Symptomen wie kognitiven Defiziten, Verwirrtheitszuständen, Psychosen, vorübergehender Schläfrigkeit bis hin zum Koma. Auch epileptische Anfälle und Bewegungsstörungen (= Ataxie) sind möglich. Diese Folgeerkrankung wird meist mit Kortison behandelt.

Ursachen für Hashimoto-Thyreoiditis

Zu dem Wenigen, was man sicher weiß, gehört, dass manche Menschen eine genetische Veranlagung haben, eine Hashimoto-Thyreoiditis zu entwickeln.

Gibt es in der Familie vermehrt Schilddrüsenerkrankungen, sollte man sich ohnehin öfter mal daraufhin untersuchen lassen. Allerdings ist Hashimoto nicht erblich bedingt.

Was man jedoch weiß, ist, dass es zwei Verlaufsformen der Krankheit gibt. Mediziner unterscheiden zwischen:

▶ **Der atrophen Form:** Hierbei schwinden die Zellen der Schilddrüse. Das Organ schrumpft im Verlauf der Erkrankung. In Deutschland leiden die meisten Patienten (rund 80 Prozent) an dieser Variante.

▶ **Der hypertrophen Form:** Bei dieser – hierzulande selteneren – Form vergrößert sich im Laufe der Erkrankung die Schilddrüse. Es entsteht ein Kropf (eine Struma).

Beiden Verlaufsformen gemeinsam: Die Funktionsfähigkeit der Drüse lässt nach. Es werden zu wenig, später dann gar keine Schilddrüsenhormone mehr produziert. Tatsächlich ist die Hashimoto-Thyreoidits die häufigste Ursache einer Hypothyreose.

Auch über die Ursachen bzw. Auslöser wird noch spekuliert. In Frage kommen …

1. **Begleiterkrankung einer anderen Autoimmunerkrankung:** In rund 25 Prozent aller Hashimoto-Diagnosen stellt sich heraus, dass die Hashimoto-Thyreoidits in Begleitung einer anderen Autoimmunerkrankung entstanden ist. Ebenso kann Hashimoto auch der Auslöser für andere Autoimmunerkrankungen sein. Bekannt sind Zusammenhänge mit der Hauterkrankung Vitiligo (= Weißfleckenkrankheit) oder der Diabetes mellitus Typ 1 (= Zuckerkrankheit), auch Morbus Addison (= Schwäche der Nebennierenfunktion) oder Zöliakie (= Glutenintoleranz).

2. **Folgeerkrankung eines bakteriellen oder viralen Infekts:** Viren und Bakterien fordern das Immunsystem ohnehin schon heraus und so haben im Anschluss Autoimmunreaktionen leichtes Spiel. Läuft das System ohnehin schon auf Hochtouren, geraten körpereigene Zellen manchmal ebenfalls ins Schussfeld. Als Auslöser kommen beispielsweise Pfeiffersches Drüsenfieber, Gürtelrose, Mumps, Röteln oder Herpes in Frage.

3. **Jodüberversorgung:** Zuviel des Guten verkehrt sich manchmal ins Gegenteil. Zwar ist eine Überdosierung von Jod hierzulande kaum möglich, doch beispielsweise durch Genuss von Algen oder durch medizinisch un-

begründete Jodgabe kann eine Überdosierung entstehen. Das klingt (nur auf den ersten Blick) widersinnig, aber es gibt beispielsweise Tipps, Jod zu nehmen, um den Stoffwechsel anzukurbeln, um abzunehmen.

Werden die Hormonspeicher der Schilddrüse durch die Entzündung angegriffen, dann können vorübergehend ungewöhnlich große Mengen Schilddrüsenhormone ins Blut gelangen und Symptome einer Schilddrüsenüberfunktion auslösen. Im weiteren Verlauf wird das Gewebe des Organs immer mehr geschädigt, sodass es allmählich funktionsuntüchtig wird. Der Spiegel an Schilddrüsenhormonen sinkt ab.

Ursachen für Hashimoto-Thyreoiditis
▶ Genetische Veranlagung
Mögliche Auslöser:
▶ Bakterielle oder virale Infekte
▶ Jodüberdosierung
▶ Andere Autoimmunerkrankungen (z. B. Diabetes Typ 1)

Diagnose Hashimoto-Thyreoiditis

Die Diagnose Hashimoto-Thyreoiditis ist (leider noch) häufig ein Zufallsbefund. Eine zielgerichtete Diagnostik kann allerdings helfen, die Situation schnell einzuschätzen und dem Patienten mit der richtigen Therapie zu helfen.

1. **Anamnese:** Am Anfang führt der Arzt mit dem Patienten ein ausführliches Gespräch, um sich ein Bild von dessen Krankengeschichte (= Anamnese) zu machen. Bei der Schilderung der Beschwerden sind insbesondere die typischen Symptome einer Über- und Unterfunktion aussagekräftig.

2. **Körperliche Untersuchung:** Sie kann erste Anzeichen für eine Hormonstörung ergeben. Diese sind beispielsweise:
   ▶ Wassereinlagerungen im Gewebe, Ödeme
   ▶ Stimmungsschwankungen, Aggressionen, emotionale Ausraster
   ▶ Entzündungen im und am ganzen Körper
   ▶ Kopfweh und Migräne, Seh- und Hörprobleme

- ▶ Schweißausbrüche, Schwindel, Krämpfe und Verspannungen
- ▶ Über- und Untergewicht
- ▶ Zahn-, Kiefer- und Nebenhöhlenprobleme
- ▶ Akne und andere Hautprobleme
- ▶ Sexuelle Lustlosigkeit

3. **Laboruntersuchungen:** Eine Blutuntersuchung kann den Verdacht auf eine Funktionsstörung der Schilddrüse untermauern. Bei einer Hashimoto-Thyreoiditis kann zu Beginn eine Überfunktion oder im weiteren Verlauf eine Unterfunktion der Schilddrüse in Frage kommen. Aufschlussreicher sind die Antikörper im Blut.

Die Ergebnisse der Blutuntersuchungen müssen vor dem Hintergrund des Stadiums der Hashimoto-Thyreoiditis (in der sich der Patient befindet) betrachtet werden. So beginnt die Hashimoto mit einer vorübergehenden Schilddrüsenüberfunktion, bei der unkontrolliert Schilddrüsenhormone ins Blut abgegeben werden. Mediziner bezeichnen diese Phase als **Hashitoxikose**. In diesem Stadium sind die einzelnen Schilddrüsenhormone **(T3 und T4)** extrem erhöht und der **TSH-Wert** eher niedrig.

In der Tat ist das der erste Hinweis auf ein autoimmunes Geschehen, dann nämlich zeigt die Kontrollfunktion des TSH kaum (bzw. keine) Wirkung mehr und die Hormonlager werden geleert. Dieser Fakt allein stellt jedoch keinen Beweis für eine Autoimmunerkrankung dar. Daher konzentrieren sich die Ärzte bei der Hashimoto-Diagnose während der Blutuntersuchung auf die **Antikörper**.

In der Anfangsphase der Erkrankung (= Überfunktion der Schilddrüse) erhöht sich die Anzahl der Antikörper im Blut. Speziell betrifft das die Thyreoglobulin-Antikörper **(TAK)** und die TSH-Rezeptor-Auto-Antikörper **(TRAK)**. Nur zur Verdeutlichung: Bei einem gesunden Menschen liegt der Normwert der TSH-Rezeptor-Auto-Antikörper zwischen neun und 14 Units pro Liter, die vergleichbaren Blutwerte bei der Hashimoto-Thyreoiditis sind um beinahe das Doppelte erhöht.

Auch der Wert der **TPO-Antikörper** steigt signifikant an. TPO steht für die Anti-Thyreoperoxidase-Antikörper. Thyreoperoxidase ist ein Enzym, das an der Hormonproduktion der Schilddrüse beteiligt ist. Im Normalfall befinden sich in einem Liter Blut 100 bis 200 Units. In der ersten Phase der Autoimmunerkrankung Hashimoto steigt deren Anzahl um 50 Prozent.

Relevante Blutwerte bei der Hashimoto-Thyreoiditis

- ▶ FT$_3$ (das freie Trijod-Thyronin)
- ▶ FT$_4$ (das freie Levothyroxin, auch Tetrajod-Thyronin genannt)
- ▶ TAK (Thyreoglobulin-Antikörper)
- ▶ TPO-AK (Anti-Thyreoperoxidase-Antikörper)
- ▶ MAK (mikrosomale Antikörper)
- ▶ TSH (Thyreoidea-stimulierendes Hormon)
- ▶ TRAK (TSH-Rezeptor-Autoantikörper)

Parallel zu regelmäßigen Blutuntersuchungen muss der Arzt auch die Beschwerden seines Patienten genau im Auge behalten. Nach einer turbulenten Anfangsphase wechselt die Überfunktion in eine Schilddrüsenunterfunktion. Zeitweise schwankt die Schilddrüse zwischen Überfunktion und Unterfunktion.

In der Hypothyreose (= Unterfunktion) verringert sich die Anzahl der Schilddrüsenhormone, die produziert werden. Nur zur Verdeutlichung: Die Normwerte des Hormons T3 beispielsweise liegen beim gesunden Menschen zwischen 0,9 bis 1,8 Nanogramm pro Milliliter Blut. Das **freie Trijodthyronin (fT3)** liegt zwischen 3,5 und 8 Nanogramm je Milliliter. In der zweiten Phase der Hashimoto sinken diese Werte um mehr als die Hälfte.

Das T4 gehört ebenfalls zu den Blutwerten, die bei der Hashimoto-Thyreoiditis erniedrigt sind. Im Normalfall messen die Mediziner 5,5 bis 11 Mikrogramm pro Deziliter beim gesunden Menschen. Das freie Tetrajodthyronin **(fT4)** beträgt im Normalfall 0,8 bis 1,8 Nanogramm pro Deziliter Blut. Sinken diese Werte rapide ab, weist das auf eine fortschreitende Hashimoto-Thyreoiditis-Erkrankung hin.

Allerdings: Nicht im Blut aller betroffenen Patienten finden sich diese Antikörper und andererseits gibt es immerhin 10 Prozent, bei denen Antikörper (TPO-AK) nachgewiesen werden können, OHNE dass sie erkrankt sind. Bei 70 Prozent der Betroffenen sind Antikörper gegen ein bestimmtes Schilddrüseneiweiß nachweisbar (Thyreoglobulin-Antikörper, TgAK, TAK). Manchmal ist es dann auch ein erhöhter **Cholesterinwert**, der einen Hinweis gibt.

4. **Sonografie**: Eine Ultraschalluntersuchung der Schilddrüse als bildgebendes Verfahren stützt unter Umständen die Hashimoto-Diagnose. Beim **atrophen Verlauf** der Hashimoto (hierzulande am weitesten verbreitet) ist die Schilddrüse kleiner als normal und mit einer gleichmäßig dunklen Struktur im Ultraschall. Beim **hypertrophen** Verlauf kann es zu einer Vergrößerung der Schilddrüse (= Struma) kommen.

5. **Feinnadelbiopsie**: Manchmal werden weitere Untersuchungen angeordnet, um andere Krankheiten auszuschließen – beispielsweise eine Szintigrafie der Schilddrüse oder die Entnahme einer Gewebeprobe aus dem Organ mittels Feinnadelbiopsie. Beides ist grundsätzlich **nicht** notwendig, um die Diagnose Hashimoto zu erstellen. Allerdings kann der Arzt anhand einer Gewebeprobe der Schilddrüse feststellen, ob sich darin deutlich mehr weiße Blutkörperchen befinden als normal. Das wiederum wäre ein Hinweis, der den Verdacht Hashimoto-Thyreoiditis erhärtet.

Untersuchungsverfahren bei Hashimoto-Thyreoiditis
▶ Anamnese
▶ Körperliche Untersuchung
▶ Laboruntersuchungen mit Antikörperbestimmung
▶ Sonografie
▶ Feinnadelbiopsie

Wie wird eine Hashimoto-Thyreoiditis behandelt?
Die Hashimoto-Thyreoiditis ist therapierbar, aber nicht heilbar. Im Wesentlichen wird das Stadium der Schilddrüsenunterfunktion behandelt – und zwar mit einer Hormonersatztherapie in Tablettenform.

Das hört sich einfach an, ist es aber keineswegs. Theoretisch wird der Hormonbedarf über die Blutwerte ermittelt, die entsprechende Dosis Hormone berechnet und der Einnahmemodus (also beispielsweise morgens, nüchtern) festgelegt. Nur ändern sich die Hormonverhältnisse (nicht nur bei der Hashimoto) je nach Lebenslage und körperlichem Status. Das spiegelt sich bei den Blutwerten wider und dementsprechend muss beispielsweise bei starken Schwankungen der Blutwerte die Kontrolle einmal im Monat erfolgen. Nach der richtigen Einstellung reicht der Arztbesuch zweimal im Jahr.

Doch verallgemeinern kann man das nicht. Hashimoto-Patienten müssen allzeit darauf gefasst sein, dass sich der Hormonbedarf ändert und die Tablettendosierung angepasst werden muss. Lesen Sie dazu mehr im Kapitel 8.

Bei korrekter Dosierung treten keine Nebenwirkungen auf. Vor allem bei älteren Menschen oder Herzpatienten wird der Mediziner zunächst eine eher niedrige Hormonmenge verordnen und sie langsam bis zur individuell passenden Dosis steigern.

Leben mit Hashimoto

Eine vermehrte Jodzufuhr kann möglicherweise den Verlauf der Erkrankung negativ beeinflussen. Daher sollten Patienten mit Hashimoto Jod in zu hoher Dosis oder unkontrollierter Menge meiden. Das bedeutet: Keine Jodtabletten als Nahrungsergänzungsmittel und auch bei der Ernährung auf jodhaltige Lebensmittel besser verzichten. Sehr reich an Jod sind zum Beispiel Seefische (wie Makrele, Hering, Seelachs) und Meeresfrüchte sowie Algenprodukte.

Erblich oder genetisch bedingt – was ist der Unterschied?

Auf unseren Chromosomen befinden sich rund 25 000 Gene, die man als Bauplan unseres Lebens bezeichnen kann. In diesem »Bauplan« ist alles festgelegt: das Aussehen, der Charakter und auch mögliche Erbkrankheiten. Stark vereinfacht bedeutet das, das beispielsweise **erblich bedingte** Erkrankungen wie der Morbus Basedow von Eltern an ihre Kinder über die Gene weitergegeben werden. Im Gegensatz dazu gibt es Erkrankungen, die **genetisch bedingt** sind. Das bedeutet, dass eine Veranlagung (oder Neigung) zwar in den Genen verankert ist, aber verschiedene andere Faktoren (z. B. Stress, andere Krankheiten oder Umwelteinflüsse) hinzukommen müssen, so dass eine Erkrankung ausbricht. So haben Kinder von Eltern, bei denen beispielsweise Hashimoto diagnostiziert wurde, zumeist eine Veranlagung, ebenfalls an einer Schilddrüsenfehlfunktion zu erkranken – es muss aber nicht die gleiche sein, die ihre Eltern hatten.

Kapitel 6

WENN SICH DIE SCHILDDRÜSE VERÄNDERT

Eine gesunde Schilddrüse bewahrt ihre Größe und Form, ihre Gewebestruktur bleibt ebenmäßig. Doch im Laufe eines Lebens kann sich das ändern. Je länger beispielsweise ein Jodmangel besteht, desto größer ist die Wahrscheinlichkeit, dass die Struktur der Schilddrüse darunter leidet. Eine ungesunde Lebensweise und falsche Ernährung bereiten den Boden für die Entstehung von Krankheiten. Und auch das Älterwerden birgt das Risiko, dass sich Zellen verändern und ihre Funktionen aus dem Ruder laufen.

Schilddrüsenvergrößerung – die Struma

»Überflüssig wie ein Kropf« sagt der Volksmund, wenn etwas komplett Überflüssiges zu beschreiben ist. Selten ist eine umgangssprachliche Aussage so treffend. Der Kropf wird im medizinischen Fachjargon als Struma bezeichnet und beschreibt eine Vergrößerung der Schilddrüse. In früheren Zeiten, als Ursachen und Therapie noch nicht ausreichend erforscht waren, gehörte die Kropfbildung (ähnlich einem Geschwür im Halsbereich) zu einem relativ weit verbreiteten Gesundheitsproblem. Die Ursache ist nämlich eine Minderversorgung mit dem Spurenelement Jod.

Der Kropf als sichtbare Diagnose ist heute eher selten, was nicht zuletzt dem Einsatz von Jodsalz in der Ernährung zu verdanken ist. Der Jodmangel per se und die damit einhergehende Strukturveränderung der Schilddrüse ist jedoch immer noch Thema. Allerdings werden Strumen heute oft frühzeitig erkannt und entsprechend behandelt.

Was ist eine Struma?

Wenn sich die Schilddrüse in Größe und Form verändert, dann spricht einiges dafür, dass das Gewebe der Drüse nicht mehr die normale Struktur hat. Es gibt zwei Ursachen, die dafür verantwortlich sein können: Entweder die Schilddrüsenzellen werden größer (das nennt man dann Hypertrophie) oder die Schilddrüsenzellen vermehren sich unkontrolliert (das nennt man dann Hyperplasie). Bei den Untersuchungen stellen die Ärzte dann in einem zweiten Schritt fest, ob die Veränderungen diffus (also im Gewebe verteilt) oder knotig (auf bestimmte Punkte konzentriert) sind.

Um eine Struma genauer zu beschreiben, bestimmt der Arzt im Wesentlichen drei Kriterien – nämlich die anatomische Lage, die Beschaffenheit und die Funktion.

1. **Die anatomische Lage:** Eine Struma in der normalen Position liegt im Halsbereich und ist maximal bis zum Brustbein vergrößert. Manchmal wächst sie aber auch nach oben zum Zungengrund hin oder nach hinten in Richtung Luftröhre.

2. **Nach der Beschaffenheit:** Die Struktur des Schilddrüsengewebes liefert dem Arzt wichtige Hinweise darauf, ob das Gewebe gleichmäßig oder knotig verändert ist. Je nach Befund wird in der weiteren Untersuchung ein entsprechend anderer Fokus gesetzt.

   Eine oder mehrere knotige Veränderungen beispielsweise erfordern eine spezielle Untersuchung, nach der sie dann in kalte, warme oder heiße Knoten eingeteilt werden. Lesen Sie dazu weiter unter dem Stichwort »Schilddrüsenknoten« auf S. 110 ff.

3. **Nach ihrer Funktion:** Es gibt Strumen, die die Produktion von Schilddrüsenhormonen nicht beeinflussen. Andere wiederum sorgen für zu viele Hormone oder es werden kaum noch Hormone produziert. Die Mediziner unterscheiden entsprechend in euthyreote, hyperthyreote und hypothyreote Strumen.

Die Schilddrüse ist ein paradoxes Organ: Von der Größe allein kann man nicht automatisch auf die Auswirkungen schließen. So kann eine Struma sowohl eine Überfunktion als auch eine Unterfunktion der Schilddrüse zur Folge haben – oder aber alle Werte sind normal und die Funktion ist nicht beeinträchtigt.

Ärztelatein zur Struma

▶ Eutope Struma = vergrößert in normaler Lage
▶ Dystope Struma = vergrößert mit Raumforderung nach oben, hinten oder vorne
▶ Struma diffusa = gleichmäßig vergrößerte Schilddrüse mit homogenem Gewebe
▶ Struma nodosa = vergrößerte Schilddrüse mit knotigem Gewebe
▶ Struma uninodosa = vergrößerte Schilddrüse mit einem Knoten
▶ Struma multinodosa = vergrößerte Schilddrüse mit mehreren Knoten
▶ Euthyreote Struma = normale Produktion von Schilddrüsenhormonen
▶ Hyperthyreote Struma = zu hohe Konzentration von Schilddrüsenhormonen
▶ Hypothyreote Struma = zu niedrige Konzentration von Schilddrüsen-hormonen
▶ Struma maligna = bösartige Veränderungen im Gewebe
▶ Blande Struma = keine Veränderungen im Gewebe

Sind Sie betroffen?

Eine Struma ist heute nur selten offen sichtbar, die meisten Patienten haben eine verborgene Struma. Zumeist ist es ein Zufallsbefund, auf den der Arzt aufmerksam wird, weil er seinen Patienten gut und über Jahre hinweg kennt. Druck- und Engegefühl am Hals können erste Anzeichen sein, doch in den meisten Fällen merkt der betroffene Patient erst einmal nichts davon.

Um einer beginnenden Struma auf die Spur zu kommen, sollten sich insbesondere ältere Menschen diesbezüglich regelmäßig von Arzt untersuchen lassen. Eine einfache Tastuntersuchung liefert erste Hinweise. Auch wenn plötzlich Schluckbeschwerden auftreten, sollte man besser mal den Hausarzt darauf hinweisen.

Da sich der Jodbedarf im Laufe eines Lebens verändert, sollte man die Schilddrüse immer gut im Auge behalten. Ein erhöhter Jodbedarf besteht beispielsweise auch während der Schwangerschaft und Stillzeit, ebenso wie Kinder im Wachstum auf eine regelmäßige Jodversorgung angewiesen sind. Lesen Sie dazu auch das Kapitel 2.

Struma erkennen

Typische Symptome sind:

- ▶ Engegefühl im Halsbereich
- ▶ Schluckbeschwerden
- ▶ Luftnot

Ursachen für eine Struma

Das Einfache ist nicht immer das Richtige und logisch ist in Bezug auf die Schilddrüse nur sehr Weniges: Weil die Schilddrüse sich vergrößert, wenn ihr zu wenig Jod zur Verfügung steht, ist ein Jodmangel (fast) immer die Ursache für eine Struma. Dieser ernährungsbedingte Mangel ließe sich durch die Verwendung von Jodsalz beheben. Doch immer noch sind zu viele Menschen dazu kritisch eingestellt und da die normale, gesunde Ernährung keine ausreichende Jodversorgung hierzulande garantiert, kann das zur Struma führen.

Die zweite Möglichkeit, warum die Schilddrüse wächst, ist eine Entzündung – die sogenannte Thyreoiditis. Dabei schwillt das Schilddrüsengewebe entzündungsbedingt an und vergrößert so das Volumen der Schilddrüse. Schuld daran können bakterielle Infektionen sein, aber auch Autoimmunerkrankungen der Schilddrüse bewirken solche chronischen Entzündungen.

Die dritte Variante ist eine Überempfindlichkeit gegenüber bestimmten Substanzen. Manche Nahrungsmittel oder Medikamente behindern die Jodverwertung in der Schilddrüse. Ein gutes Beispiel ist der Wirkstoff Lithium, der häufig in Antidepressiva vorkommt. Werden solche Medikamente über längere Zeit und in hohen Dosierungen eingenommen, kann das eine Struma zur Folge haben.

Ursachen für eine Struma

- ▶ Jodmangel
- ▶ Entzündung
- ▶ Ausgelöst durch Medikamente

Manchmal allerdings ist eine Struma auch nur eine Begleiterscheinung. Ein typisches Beispiel ist die Hashimoto-Thyreoiditis, die zwar langfristig und unbehandelt zu einer Verkleinerung der Schilddrüse führen, aber gerade im Anfangsstadium auch eine Struma erzeugen kann. Beim Morbus Basedow – der zweiten Autoimmunerkrankung der Schilddrüse – kann es ebenfalls zu einem vermehrten Wachstum von Schilddrüsengewebe kommen.

Das sensible Gleichgewicht, das die Schilddrüse braucht, um optimal zu funktionieren, kann auch durch gut- oder bösartige Tumore beeinflusst werden. Denn wenn die Hormone unkontrolliert fließen, dann reagiert die Schilddrüse ebenfalls mit Gewebewachstum.

Sehr selten ist eine sogenannte periphere Hormonresistenz die Ursache für eine Vergrößerung der Schilddrüse. Dabei können die Schilddrüsenhormone nicht übers Blut zu ihren Zielzellen gelangen – es kommt zu einem Rückstau. Der wiederum sorgt dafür, dass die Hypophyse mehr TSH produziert als notwendig. Dieser Überschuss wiederum lässt eine Struma wachsen.

Diagnose Struma

Eine vergrößerte Schilddrüse erkennt der versierte Facharzt oft auf den ersten Blick, durch ein Abtasten des Halsbereichs lässt sich die Verdachtsdiagnose Struma schnell stellen. Doch sich allein darauf zu verlassen genügt natürlich nicht. Um die Diagnose möglichst genau und differenziert zu stellen, werden die Verdachtsmomente durch mehrere Untersuchungsverfahren bestätigt und näher spezifiziert:

1. **Ultraschall:** Die Sonografie der Schilddrüse ist das Mittel der Wahl. So lässt sich beispielsweise die exakte Größe der Schilddrüse bestimmen. Zudem kann der Arzt erkennen, ob es knotige Gewebsveränderungen gibt.
2. **Labor:** Der Hormonstatus der Schilddrüse wird über den TSH-Wert im Blut bestimmt. Ist beispielsweise ein Jodmangel die Ursache, wird sich im Blut des Struma-Patienten ein erhöhter TSH-Wert nachweisen lassen.
   Das Blut wird darüber hinaus auf freie T3 und T4 getestet. Ebenso auf Calcitonin und Antikörper, zudem werden die üblichen Stoffwechselwerte ausgewertet.
   Je nachdem welche Erkenntnis die Basisdiagnostik erbracht hat, kommen weitere Untersuchungsverfahren zum Einsatz:

- Eine Szintigrafie der Schilddrüse sagt etwas über die Funktionsfähigkeit der Schilddrüse aus. Sie zeigt, ob und wie viel Jod von den Schilddrüsenzellen aufgenommen und verwertet wird. Dadurch kann der Arzt eine Unterscheidung treffen, ob eine diffuse oder knotige Gewebeveränderung vorliegt. Zudem kann er die erkannten Knoten näher bestimmen und einordnen.
- Beim Verdacht auf eine bösartige Gewebeveränderung kommt die Feinnadelbiopsie zum Einsatz. Dabei wird ein kleines Gewebestück entnommen und unterm Mikroskop auf mutierte Zellen untersucht.
- Da auch die Lage der Struma für die Therapie wichtig ist, kann unter Umständen ein Röntgenbild des Brustkorbs sinnvoll sein.

Untersuchungsverfahren bei Struma-Verdacht
- Ultraschall
- Szintigrafie
- Röntgen
- Laboruntersuchung

Liegen alle Fakten auf dem Tisch, kann über eine Therapie entschieden werden.

Wie wird eine Struma behandelt?
Prinzipiell gibt es drei Therapiemöglichkeiten: die medikamentöse, operative oder nuklearmedizinische Behandlung. Allerdings ist Struma nicht gleich Struma und so hat man nicht wirklich eine Wahl der Therapieform.

1. **Medikamente:** In manchen Fällen scheint es ganz einfach: Ist die Struma ernährungsbedingt, muss nur ausreichend und regelmäßig Jod eingenommen werden, um den Mangel auszugleichen. Dadurch gelingt es oft, die Größe um bis zu 40 Prozent zu reduzieren. Keine Regel ohne Ausnahme: Manchmal ist Jod allein jedoch nicht genug. Verringert sich das Schilddrüsenvolumen nicht ausreichend, dann kommt L-Thyroxin zum Einsatz. Dies ist eine Form von T4-Schilddrüsenhormon und senkt die TSH-Produktion. Auch so kann sich eine Struma zurückbilden.

Geht jedoch die Gewebevergrößerung mit einer vermehrten Schilddrüsenhormonproduktion (= Schilddrüsenüberfunktion) einher oder wurden sogenannte autonome Knoten diagnostiziert, darf kein zusätzliches Jod verabreicht werden. Es könnte dadurch zu einer lebensgefährlichen Stoffwechselentgleisung kommen, weil zu viele Hormone ad hoc freigesetzt werden.

2. **Operation**: Strumen bleiben oft im Verborgenen und wenn sie schon lange bestehen, dann zeigen sie sich gegenüber Medikamenten erstaunlich unempfindlich. Manchmal ist dann eine Operation unumgänglich. Dabei wird zumeist nur ein Teil der Schilddrüse entfernt, sodass die Hormonproduktion langfristig gesichert ist. Wenn die Struma bereits sehr lange besteht, ist sie mit Medikamenten häufig nicht mehr zu behandeln. In einigen Fällen muss jedoch die Schilddrüse komplett entfernt werden (beispielsweise dann, wenn ein bösartiger Tumor die Ursache der Vergrößerung ist) und die notwendigen Hormone (T3 und T4) werden lebenslänglich durch Medikamente ausgeglichen.

3. **Radiojodtherapie**: Die dritte Möglichkeit, die zum Einsatz kommt, wenn Option 1 und 2 nicht greifen, ist die nuklearmedizinische Radiojodtherapie. Durch die Verabreichung von radioaktivem Jodisotop wird teilweise das Gewebe der Schilddrüse kontrolliert geschädigt und die Struma kann sich dadurch um die Hälfte reduzieren.

Da eine Struma auch als Begleiterscheinung anderer Schilddrüsenerkrankungen auftritt, kann auch in Bezug auf die Ursache behandelt werden. Nämlich:

▶ **Morbus Basedow** zeigt sich insbesondere in der Anfangsphase durch eine Gewebevergrößerung an. Diese wird durch Thyreostatika behandelt. Das sind Medikamente, die die Produktion von Schilddrüsenhormonen hemmen. Unter Umständen ist jedoch eine Radiojodtherapie erforderlich oder sogar die operative Teilresektion der Drüse.

▶ **Hashimoto-Thyreoiditis** ruft manchmal zu Beginn der Erkrankung eine Struma hervor, die sich aber langfristig in eine Verkleinerung umwandelt. Unter Umständen ist jedoch eine Radiojodtherapie notwendig, um mit der richtigen Hormoneinstellung möglichst schnell beginnen zu können.

▸ **Tumoren** der Schilddrüse werden – wenn sie bösartig sind – operativ komplett entfernt. Bei gutartigen Tumoren kann auch die Radiojodtherapie eingesetzt werden.

▸ **Eine periphere Hormonresistenz** versucht man zunächst mit hochdosiertem L-Thyroxin zu behandeln.

Knoten in der Schilddrüse

Schilddrüsenknoten sind besonders weit verbreitet – statistisch gesehen trifft es jeden Dritten. Die drängendste Frage: Wie kommt es dazu? Und: Sind solche Knoten harmlos oder gefährlich? Was kann sich daraus entwickeln? Die Wortwahl allein ist jedenfalls schon irgendwie bedrohlich, denn Begrifflichkeiten wie »kalte« oder »heiße« Knoten tragen nicht unbedingt zur Beruhigung bei.

Die Tatsache, dass Knoten in der Schilddrüse häufig vorkommen, hat etwas mit unserer älter werdenden Gesellschaft zu tun. Denn mit zunehmendem Alter steigt auch die Wahrscheinlichkeit, dass sich das Gewebe der Schilddrüse verändert. Ab 65 liegt das statistische Risiko bei über 50 Prozent, wobei Frauen viermal häufiger betroffen sind als Männer. In etwa 10 Prozent der Fälle treten Knoten in der Schilddrüse zusammen mit einer Struma auf.

Was sind Knoten in der Schilddrüse?
Als Schilddrüsenknoten bezeichnet man herdförmige Veränderungen im Schilddrüsengewebe. Das bedeutet, dass innerhalb der Schilddrüse einzelne Areale entstehen, in denen sich die Zellen der Schilddrüse vermehren und/oder vergrößern. Je nach Struktur unterscheidet man zwischen soliden Knoten und Zysten. Das allein sagt jedoch noch nicht viel über die Art der Zellveränderungen aus. Diese werden über ihren Funktionszustand beurteilt. Dementsprechend wird nochmals unterteilt:

▸ Es gibt Knoten, die normal funktionieren (warme Knoten),

▸ überaktive (heiße Knoten) und

▸ inaktive (kalte Knoten).

Warme Knoten. Manche Knoten in der Schilddrüse sind harmlos. Im medizinischen Fachjargon werden sie als »indifferent« bezeichnet, was bedeutet, dass sie weder »heiß« noch »kalt« sind und somit die normale Funktionsfähigkeit des Schilddrüsengewebes nicht beeinflussen. Weil sich das allerdings jederzeit ändern kann, müssen diese vom Arzt regelmäßig (jedes halbe Jahr) neu untersucht werden, um eventuelle Veränderungen schnell zu erkennen. Das gilt übrigens auch für sehr kleine Knoten unter einem Zentimeter Durchmesser.

Kurz gesagt!

Wenn der Mediziner von heißen oder kalten Knoten spricht, hat das nichts mit der Temperatur zu tun, sondern beschreibt die Funktionsfähigkeit des veränderten Gewebes. »Heiß« sind dementsprechend Knoten, die mehr Schilddrüsenhormone produzieren als üblich oder normal. Als »kalt« werden Knoten bezeichnet, die weniger oder gar keine Schilddrüsenhormone produzieren.

Heiße Knoten sind überaktive knotige Gewebeveränderungen, die sich jeglicher Kontrolle entziehen. Sie erinnern sich, dass die Produktion von Schilddrüsenhormonen über das TSH geregelt wird. Selbst wenn die Steuerung durch die Hypophyse normale TSH-Mengen ins Blut abgibt, koppelt sich die Produktion in solchen »heißen Knoten« davon ab und produziert mehr Schilddrüsenhormone, als gebraucht werden – und dem Körper gut tun. Aus diesem Grund bezeichnen sie Mediziner auch als autonome Knoten. Der TSH-Rezeptor dieser autonomen Schilddrüsenzellen wird ständig stimuliert – und zwar ohne sich von der wirklichen TSH-Konzentration im Blut beeinflussen zu lassen. Das führt zu einer andauernd hohen Schilddrüsenhormonproduktion und zu wiederum vermehrtem Zellwachstum – in der Konsequenz kommt es zu einer Überfunktion der Schilddrüse (vgl. Kapitel 5, S. 59 ff.).

Kalte Knoten sind Gewebsveränderungen, die weniger oder gar keine Schilddrüsenhormone produzieren. Sie kommen häufiger vor als heiße Knoten – und sind unter Umständen tückischer. Ein kalter Schilddrüsenknoten kann ein Hinweis auf Schilddrüsenkrebs sein und sollte genau untersucht werden. Allerdings sind nur etwa vier Prozent der kalten Schilddrüsenknoten bösartig.

Unabhängig davon gibt es Knoten, die bis zu einem gewissen Punkt wachsen und nicht darüber hinaus. Andere wiederum werden zunehmend größer und wieder andere bilden sich von ganz allein zurück. Auch steht eine knotige Veränderung nicht immer im Zusammenhang mit einer Vergrößerung der Schilddrüse insgesamt (der Struma).

Ärztelatein zu Schilddrüsenknoten

- ▶ Struma nodosa = vergrößerte Schilddrüse mit knotigem Gewebe
- ▶ Struma uninodosa = vergrößerte Schilddrüse mit einem Knoten
- ▶ Struma multinodosa = vergrößerte Schilddrüse mit mehreren Knoten
- ▶ Unifokale Autonomie = ein heißer Knoten
- ▶ Multifokale Autonomie = mehrere heiße Knoten
- ▶ Adenom = gutartiger Schilddrüsentumor
- ▶ Autonomer Knoten = heißer Knoten
- ▶ Autonomes Adenom = heißer Knoten
- ▶ Hyperfunktioneller Knoten = heißer Knoten
- ▶ Hypofunktioneller Knoten = kalter Knoten
- ▶ Hemithyreoidektomie = Entfernung eines Schilddrüsenlappens
- ▶ Subtotale Thyreoidektomie = Entfernung der Schilddrüse

Sind Sie betroffen?

Das Besondere an Schilddrüsenknoten ist, dass sie fast nie Beschwerden machen. Erst wenn sie sehr groß sind, kommt es zu einem Druckgefühl oder Schluckbeschwerden. Auch in Bezug auf die Laborwerte gibt es ganz selten Auffälligkeiten, sodass Schilddrüsenknoten nur durch Zufall bei einem Routinecheck – beispielsweise durch den Hausarzt – entdeckt werden. Insbesondere sogenannte »heiße Knoten« verhalten sich im Labor lange Zeit unauffällig.

In einigen Fällen führen heiße bzw. kalte Knoten zu einer Über- oder Unterfunktion der Schilddrüse. Dann machen sie sich durch die typischen Symptome bemerkbar. Produziert die Schilddrüse zu viele Hormone, äußert sich das beispielsweise durch vermehrtes Schwitzen, man neigt zu Durchfällen und verliert Gewicht. Produziert die Schilddrüse zu wenig Hormone, frieren die Betroffenen vermehrt, haben Verstopfung und nehmen an Gewicht zu.

Leider gibt es kein Patentrezept, wie man unter Umständen Schilddrüsenknoten verhindern kann. Eine ausgewogene, jodbewusste Ernährung (vgl. Kapitel 2) ist jedenfalls ein wertvoller Beitrag zur nachhaltig gesunden Schilddrüse.

Knoten erkennen

Knoten machen sich erst ab einer gewissen Größe bemerkbar. Typische Symptome sind dann:

- ▶ Schluckbeschwerden
- ▶ Heiserkeit
- ▶ Zwanghaftes Räuspern
- ▶ Ein allgemeines Druckgefühl am Hals
- ▶ Große Knoten können druckempfindlich sein und u. U. schmerzhaft

Ursachen für knotige Veränderungen in der Schilddrüse

Strukturelle Veränderungen des Schilddrüsengewebes, zu denen auch die Knotenbildung gehört, haben zumeist etwas mit Jodmangel zu tun.

- ▶ **Jodmangel** führt beispielsweise dazu, dass mehr Schilddrüsenzellen gebildet werden, um diesen Mangel auszugleichen. Daraus können heiße Knoten entstehen.
- ▶ **Der TSH-Wert** ist der Regulator für die Produktion von Schilddrüsenhormonen. Ist zu viel davon im Blut, weil beispielsweise zu wenig Jod aufgenommen wird, vergrößern sich die Schilddrüsenzellen und begünstigen so das Wachstum von gutartigen Schilddrüsentumoren (= Adenom).
- ▶ **Zysten** sind flüssigkeitsgefüllte Hohlräume innerhalb der Schilddrüse. Sie entstehen beispielsweise durch Einblutungen ins Gewebe, können aber

auch mit Gewebsflüssigkeit oder Lymphe gefüllt sein. So oder so handelt es sich dabei um nicht funktionstüchtiges Gewebe. Zysten sind in der Regel gutartig, obwohl sie sich in der Szintigrafie tendenziell »kalt« darstellen.

► **Genetische Veränderungen** der TSH-Rezeptoren auf den einzelnen Zellen können ebenfalls Schilddrüsenknoten verursachen. Der Fehler im Erbgut manipuliert die TSH-Rezeptoren so, dass die Zellen immer mehr Schilddrüsenhormone produzieren. Die Folge sind Knoten, die als autonome Adenome bezeichnet werden.

► **Gutartige Neubildungen von Gewebe** führen zu Knotenbildung. Am häufigsten sind sogenannte Adenome (= Neubildung von Drüsengewebe), seltener sind Lipome (= Fettgewebeknötchen), Teratome (= Keimzellenwucherung) oder Hämangiome (= Veränderungen innerhalb der Blutgefäße).

► **Lokale Tumore** im Halsbereich, die in die Schilddrüse einwachsen, können ebenfalls zu Gewebeveränderungen führen.

► **Neubildung von Gewebe** führt unter Umständen zu Schilddrüsenkrebs (= Schilddrüsenmalignom oder -karzinom). Zum Glück ist ein Schilddrüsenknoten nur sehr selten mit Krebs behaftet. Schätzungsweise sind weniger als ein Prozent der Schilddrüsenknoten bösartig, heiße Knoten sind es so gut wie nie. Auch kalte Knoten haben nur selten Krebszellen, trotzdem sollte das immer genau abgeklärt werden.

► **Metastasen** sind Ableger einer anderen Krebserkrankung, die über das Blut in die Schilddrüse gelangen. Das kann beispielsweise bei Brust-, Lungen- und Darmkrebs passieren – ist aber selten.

► **Kalte Knoten** können als Folge einer Zyste oder einer Entzündung in der Schilddrüse auftreten.

Ursachen für Knoten
► Jodmangel
► Genetische Veränderungen
► Selten: Entzündung der Schilddrüse

Diagnose Schilddrüsenknoten

Der Hausarzt kontrolliert insbesondere bei älteren Patienten regelmäßig die Schilddrüsenwerte (TSH, T3/T4, Calcitonin) im Blut. Werden dabei Auffälligkeiten festgestellt, müssen weitere Untersuchungen folgen. In der Tat sind Knoten in der Schilddrüse zumeist eine Zufallsdiagnose. Nur ganz selten kommen Patienten mit konkreten Beschwerden zum Arzt und da auch die Laborbefunde zumeist unauffällig sind, gibt es keinen Grund, weitere Untersuchungen zu veranlassen. Dabei verschafft eine einfache Ultraschalluntersuchung oft schon Klarheit.

Der diagnostische Ablauf ist zumeist immer gleich:

1. **Die Tastuntersuchung:** Dabei tastet der Arzt die Schilddrüse ab und achtet auf Anzeichen einer (möglicherweise bösartigen) Veränderung. Auffällig sind beispielsweise unebene Oberflächen der Knoten oder schlechte Verschiebbarkeit beim Schlucken. Auch die Lymphknoten werden abgetastet.

2. **Die Sonografie:** Aufschlussreicher ist definitiv die Ultraschalluntersuchung der Schilddrüse. Dabei können erfahrene Ärzte selbst nur millimetergroße Knoten aufspüren und vermessen.

3. **Die Elastografie bei Knoten (optional):** Die Elastografie ist ein Verfahren, das es dem Arzt ermöglicht, eine Einschätzung über die Art von Schilddrüsenknoten zu treffen. Diese ultraschallgestützte Möglichkeit misst die Gewebedichte. Veränderungen im Schilddrüsengewebe führen zu einer Verhärtung, die man so richtig einschätzen kann.

4. **Die Szintigrafie:** Da Schilddrüsenknoten sich über ihre Funktionsfähigkeit unterscheiden lassen, gibt die Szintigrafie Aufschluss darüber, ob heiße oder kalte Knoten vorliegen. Die Schilddrüsenszintigrafie ist ein bildgebendes Verfahren, bei dem spezielle radioaktive Substanzen dabei helfen, die Aufnahme von Jod in der Schilddrüse darzustellen. Diese Untersuchung findet in einer radiologischen Praxis statt. Zu Beginn der Szintigrafie spritzt der Arzt dem Patienten sogenannte Radionuklide in die Armvene. Nach zehn bis zwanzig Minuten haben die Stoffe die Schilddrüse erreicht und können gemessen werden. Das geschieht mit einer Gammakamera, die die ausgesandte Strahlung der Radionuklide aufnimmt.

Bereiche, in denen sich viel Jod ansammelt, erscheinen in der Bildgebung gelb und rot, also in warmen Farben. Areale, in denen nur wenig markiertes Jod sichtbar ist, stellen sich blauviolett dar und wirken deswegen eher »kalt«. Ein Schilddrüsenknoten, der viele Hormone produziert, muss auch viel Jod aufnehmen und umgekehrt. Somit erklärt sich, warum aktive Knoten im Szintigramm warm erscheinen und die anderen kalt.

5. **Die Feinnadelaspirationszytologie (FNAC) von kalten Knoten:** Ein kalter Schilddrüsenknoten kann ein Hinweis auf Schilddrüsenkrebs sein und wird deshalb noch genauer untersucht – und zwar durch die Entnahme einer Gewebeprobe. Dabei sticht der Arzt mit einer feinen Nadel durch die Haut in den Knoten und entnimmt einige Schilddrüsenzellen. Das Ganze wird mit Ultraschall kontrolliert, sodass die Nadel auch den Knoten trifft. Die Gewebeprobe wird dann unter dem Mikroskop untersucht.

Untersuchungsverfahren bei Knotenverdacht
▶ Tastuntersuchung
▶ Sonografie
▶ Szintigrafie
▶ Feinnadelaspirationszytologie (FNAC) von kalten Knoten

Wie werden Knoten behandelt?

Knotige Veränderungen in der Schilddrüse können ganz harmlos sein und bedürfen – unter bestimmten Voraussetzungen – keiner speziellen Therapie. Wenn die Laborwerte keine Auffälligkeiten zeigen, die Knoten noch klein und nach allen Untersuchungen (Ultraschall und Szintigrafie) offensichtlich gutartig sind, wird man zunächst abwarten. Allerdings sollte der Arzt regelmäßig (alle sechs Monate) den Verlauf der Knotenentwicklung beobachten. Werden die Knoten größer oder verändert sich die Funktion, müssen rechtzeitig Maßnahmen ergriffen werden.

Prinzipiell gibt es drei Behandlungsmöglichkeiten, die jedoch von der Art und Struktur der Knoten abhängig sind. Welches Verfahren sich am besten eignet, hängt von verschiedenen Faktoren ab. Manchmal werden die verschiedenen Methoden auch kombiniert.

1. **Operation:** Je nach Befund ist eine Operation oft die beste Option der Behandlung. Dabei können entweder nur einzelne Knoten, nur ein Schild-

drüsenlappen (= Hemithyreoidektomie) oder sogar die gesamte Schilddrüse (= subtotale Thyreoidektomie) entfernt werden. Je nachdem wird der Eingriff laparoskopisch (= minimal-invasiv, mit einer Spiegelung) oder offen durchgeführt. Die notwendigen Hormone (T3 und T4) werden lebenslänglich durch Medikamente ausgeglichen.

Diese Eingriffe sind notwendig, wenn die Schilddrüsenknoten krebsverdächtig sind oder extrem groß. Auch im Zusammenhang von Knoten und Struma ist die Operation oft das Mittel der Wahl. Manchmal ist es auch die letzte Möglichkeit, wenn andere Therapiemöglichkeiten nicht greifen.

2. **Radiojodtherapie:** Durch die Verabreichung von radioaktivem Jodisotop wird das Gewebe der Schilddrüsenknoten teilweise kontrolliert geschädigt und das erneute Wachstum gestoppt.

Eine Radiojodtherapie kann beispielsweise bei autonomen (heißen) Knoten ohne weitere kalte Knoten angewendet werden.

3. **Medikamente:** Die medikamentöse Therapie mit Jod und Schilddrüsenhormonen soll dazu führen, dass das Wachstum der Knoten gebremst wird. Die Kombinationsbehandlung mit Jod und Hormonen ist zunächst für ein Jahr angelegt, danach wird geprüft, ob der gewünschte Effekt eingetreten ist. Oft ist dann eine Weiterbehandlung mit einem reinen Jodpräparat möglich. Doch in der Tat sind es nur wenige Patienten, denen uneingeschränkt zu einer solchen Behandlung geraten wird. Denn es besteht immer die Möglichkeit, durch die Medikamente in die Schilddrüsenüberfunktion zu geraten (vgl. Kapitel 8, S. 154).

Medikamente können nur eingesetzt werden, wenn die Knoten keine zusätzlichen Hormone produzieren – und das sind die sogenannten »kalten« Knoten. Die medikamentöse Behandlung von autonomen Knoten scheidet also sozusagen aus. Bei kalten Knoten muss allerdings sichergestellt sein, dass sie keine Krebsdisposition in sich tragen.

Mit der richtigen Behandlung sind gutartige Schilddrüsenknoten in der Regel heilbar. Aber auch bösartige Schilddrüsentumore haben in den meisten Fällen eine gute Prognose.

Zysten entlasten

In manchen Fällen können Zysten durch eine Feinnadelpunktion entlastet bzw. entleert werden. Voraussetzung dafür ist, dass sie frisch sind und die enthaltene Flüssigkeit nicht eingedickt ist. Dadurch ergibt sich die Möglichkeit, dass sich die Zysten schließen. Es besteht allerdings das Risiko, dass sich die Zyste doch über kurz oder lang wieder füllt. Dann ist eine chirurgische Entfernung besser.

Verkleinerung der Schilddrüse

Normalerweise hat die Schilddrüse erwachsener Frauen ein Volumen von etwa 18 ml, bei Männern sind es etwa 25 ml. Wenn die Schilddrüse schrumpft oder das Volumen sich aus anderen Gründen verringert, dann ist dies an sich keine Erkrankung. Im besten Fall hat die Schilddrüse dann zwar ein geringeres Volumen, arbeitet aber trotzdem regelrecht. Auf die Größe kommt es also nicht unbedingt an. Trotzdem muss man einen Blick auf die möglichen Ursachen und Auslöser werfen, denn gar nicht so selten geht eine verkleinerte Schilddrüse auch mit einer Schilddrüsenunterfunktion einher.

Was ist eine verkleinerte Schilddrüse?

Von einer verkleinerten Schilddrüse spricht man immer dann, wenn die altersentsprechenden Normalwerte des Volumens unterschritten werden. Festgestellt wird das zumeist bei einer Ultraschalluntersuchung der Schilddrüse, bei der in der Regel eine Volumenmessung durchgeführt wird. Veränderte Volumenwerte ziehen immer eine Reihe weiterer Untersuchungen nach sich, denn es gilt auf alle Fälle, die Ursache dafür zu finden und die Reduktion (wenn möglich) zu stoppen.

Eine verkleinerte Schilddrüse kann unter anderem die Folge einer Schilddrüsenoperation sein, bei der Gewebe bewusst und gezielt entfernt wurde, um das Volumen zu reduzieren oder verdächtige Knoten zu entfernen. Andererseits wird auch bei der Behandlung durch die Radiojodtherapie billigend in Kauf genommen, dass Schilddrüsengewebe abstirbt. In beiden Fällen besprechen Ärzte im Vorfeld, welche Risiken welchem Nutzen gegenüberstehen. Eine Minderproduktion von Schilddrüsenhormonen kann durch Medikamente ausgeglichen werden.

In Bezug auf die Schilddrüse gibt es allerdings auch angeborene Fehl- bzw. Missbildungen, die das Volumen der Schilddrüse teilweise reduzieren oder bei denen die Drüse überhaupt nicht vorhanden ist. In vielen Fällen ist eine verkleinerte Schilddrüse aber die Folge einer dauerhaften Unterfunktion oder chronischen Entzündung des Schilddrüsengewebes.

Ärztelatein zu Entzündungen und verkleinerter Schilddrüse

▶ Atrophisch = Gewebeschwund erzeugend

▶ Thyreoiditis = Schilddrüsenentzündung

▶ Subakut = schleichend

▶ Thyreostatika = Medikamente, die die Produktion von Schilddrüsen- hormonen hemmen

▶ Hypothyreose = Schilddrüsenunterfunktion

▶ Latrogene Hypothyreose = unerwünschte, durch Behandlung verursachte Schilddrüsenunterfunktion

▶ Medizinisch induzierte Hypothyreose = durch Medikamente verursachte Schilddrüsenunterfunktion

▶ Hypothyreotes Koma = durch eine Schilddrüsenunterfunktion ausgelöstes Koma

▶ Myxödem = teigig-kühle Hautschwellung

Sind Sie betroffen?

Wenn bei Erwachsenen die Schilddrüse schrumpft, dann geschieht das schleichend und bleibt lange Zeit unbemerkt. Meist sind es die diffusen Symptome einer Schilddrüsenunterfunktion, die die Ärzte auf die Spur einer Erkrankung führen, deren Folge dann wiederum die Verkleinerung des Schilddrüsengewebes ist. Generell kann man nur vorbeugend eine gesunde, ausgewogene Ernährung mit entsprechend geregelter Jodversorgung empfehlen.

Die Liste der möglichen Symptome, die auch für eine Verkleinerung mit Schilddrüsenunterfunktion sprechen, ist schier endlos und leider ohne Ultraschallbefund wenig spezifisch. Dazu gehören:

Müdigkeit, Gedächtnis- und Konzentrationsstörungen, allgemeine körperliche Erschöpfung, geringe Belastbarkeit, Gewichtszunahme, Kälteempfindlichkeit, Depressionen, Infektanfälligkeit, Schlafstörungen, Gelenk- und
Muskelschmerzen, Haarausfall, trockene Haut, brüchige Fingernägel, Blä-
hungen, Verstopfung, Zyklusstörungen bei der Frau, nächtliches Kribbeln
und Einschlafen von Händen und Unterarmen (= Karpaltunnelsyndrom),
Verlust der Libido, Anstieg der Blutfette, Wassereinlagerungen, Schwer-
hörigkeit und/oder raue Stimme.

Ursachen für eine verkleinerte Schilddrüse

Ist die Verkleinerung der Schilddrüse keine Folge von Operationen, Thera-
pien (Radiojodtherapie oder falsch dosierte Medikamente) oder angeborener Anomalien, gilt es, die Ursachen für die Reduktion des Schilddrüsenvolumens und der Mangelproduktion von Schilddrüsenhormonen zu finden.
Das Gewebe zerstört sich also in Folge einer übergeordneten Erkrankung
der Schilddrüse, die somit aber Konsequenzen für den gesamten Organismus hat. Findet man die Erkrankung, findet man die Ursache der Verkleinerung.

Ursache: Hashimoto-Thyreoiditis

Diese Autoimmunerkrankung ist hierzulande weit verbreitet und führt zu
einer chronischen Entzündung der Schilddrüse. Diese Erkrankung hat zwei
Verlaufsformen:
▸ Bei der klassischen Form vergrößert sich die Schilddrüse (Strumabil-
  dung), aber die Funktion lässt nach.
▸ Bei der atrophischen Form wird Schilddrüsengewebe zerstört und das
  Organ verkümmert.
  Diese atrophische Form der Hashimoto-Thyreoiditis ist in unseren Brei-
  tengraden weit verbreiteter als die klassische Form und ist somit eine
  häufige Ursache für die Schilddrüsenunterfunktion (Hypothyreose) (vgl.
  Kapitel 5, S. 96 ff.).

Ursache: Schilddrüsenentzündungen

Eine Schilddrüsenentzündung (Thyreoiditis) macht weniger als drei Prozent aller Schilddrüsenerkrankungen aus. Allerdings gibt es dann wieder

viele verschiedene Erkrankungen, die durch Entzündungen hervorgerufen werden. Unter diesen nehmen die chronischen Entzündungen bzw. Autoimmunerkrankungen wie Hashimoto einen Großteil für sich in Anspruch. Auslöser gibt es darüber hinaus viele verschiedene, wie beispielsweise Bakterien, Verletzungen, bestimmte Medikamente und Strahlentherapie. Abgesehen von der einen Gemeinsamkeit – nämlich einer Entzündung des Schilddrüsengewebes – handelt es sich um ganz unterschiedliche und eigenständige Krankheitsbilder. Ihnen gemeinsam ist u. U. ein Rückgang des Schilddrüsengewebes.

Nach ihrem Verlauf lassen sich Entzündungen in drei Gruppen einteilen:

1. Akute Schilddrüsenentzündung wie beispielsweise eitrige Thyreoiditis (durch Bakterien hervorgerufen) oder nichteitrige Thyreoiditis (wie sie durch Verletzungen, Strahlen- oder Radiojodtherapie entstehen kann).
2. Subakute Schilddrüsenentzündung wie Thyreoiditis de Quervain (durch Viren hervorgerufen) oder Silent-Thyreoiditis.
3. Chronische Schilddrüsenentzündung: Hashimoto-Thyreoiditis, Morbus Basedow, Postpartum-Thyreoiditis, arzneimittelbedingte Thyreoiditis etc.

Je nach Ursache und Verlauf unterscheiden Mediziner verschiedene Formen von Schilddrüsenentzündung – hier einige Beispiele:

▶ Eitrige Thyreoiditis (akute bakterielle Schilddrüsenentzündung) ist sehr selten. Dabei gelangen Bakterien aus dem Hals-Nasen-Ohren-Bereich über die Blutbahn in die Schilddrüse und verursachen dort eine Entzündung.

▶ Nichteitrige Thyreoiditis (Schilddrüsenentzündung nach Radiojod- oder Strahlentherapie sowie Traumata). Wenn Tumore im Halsbereich mit Strahlung oder Schilddrüsenknoten durch Radiojodtherapie behandelt werden, kann das eine Entzündung zur Folge haben. Das gleiche gilt für Verletzungen (Traumata) in diesem Bereich. Diese sind jedoch nicht bakteriell.

▶ Subakute Thyreoiditis de Quervain ist eine Schilddrüsenentzündung, die durch Viren ausgelöst wird. Diese entwickelt sich zumeist zwei bis drei Wochen nach einer Infektion der oberen Atemwege. Der Zusatz »subakut« bedeutet, dass die Erkrankung langsamer beginnt und verläuft als die akute Thyreoiditis.

▶ Postpartum-Thyreoiditis (Postpartale Schilddrüsenentzündung) kann sich sechs bis 24 Wochen nach einer Entbindung entwickeln. Als Ursache vermutet man unterdrückte Immunprozesse während der Schwangerschaft, die sich dann danach in einer Überaktivität ausgleichen. Die Schilddrüsenüberfunktion geht später in eine Unterfunktion über.

▶ Arzneimittelbedingte Thyreoiditis (durch Medikamente ausgelöste Schilddrüsenentzündung) haben ihren Entzündungsauslöser in bestimmten Arzneimittelwirkstoffen. Beispielsweise Interferon (wird bei Hepatitis C eingesetzt) und Amiodaron (wird bei Herzrhythmusstörungen verordnet).

▶ Silent-Thyreoiditis ist eine subakute Schilddrüsenentzündung, die in manchen Fällen vollkommen ohne Beschwerden einhergeht. Dieser »stille« Krankheitsverlauf gab dieser Entzündung den Namen.

Ursache: Thyreostatika

Eine zu hohe Dosierung von Medikamenten, die die Hormonproduktion in der Schilddrüse regulieren bzw. hemmen sollen (Stichwort: Thyreostatika), können auch zu einem Gewebsverlust führen. Im Fachjargon nennt man das *iatrogene oder medizinisch induzierte Hypothyreose.*

Ursache: Jodmangel

Hauptursache für eine Unterfunktion der Schilddrüse ist eine zu geringe Jodaufnahme über die Nahrung. Fehlt Jod als wichtiger Baustein der Hormonproduktion, so kann das ebenfalls zu einem Abbau von Schilddrüsengewebe beitragen.

Ursache: Störungen der Hirnanhangdrüse

Selten, aber möglich als Ursache für eine Schilddrüsenunterfunktion, die dann zu einem Volumenverlust der Drüse führt, können Störungen der Hypophyse bzw. des Hypothalamus sein.

Ursache: Myxödemkoma

Extrem selten, aber potenziell lebensbedrohlich ist eine erworbene Schilddrüsenunterfunktion, die als hypothyreote Koma bzw. Myxödemkoma bezeichnet wird. Betroffene leiden dabei unter verstärkten Symptomen einer Unterfunktion (Hypothyreose) wie etwa Bewusstseinsstörungen, Krampfanfällen, Untertemperatur (Hypothermie) bis hin zum Koma.

Ursachen für eine Verkleinerung der Schilddrüse

- ▶ Jodmangel
- ▶ Schilddrüsenunterfunktion
- ▶ Autoimmunerkrankungen
- ▶ Entzündungen
- ▶ Ausgelöst durch Medikamente
- ▶ Operationen, Radiojod- und Strahlentherapie
- ▶ Viren und Bakterien

Diagnose verkleinerte Schilddrüse

Da es sich bei einem verringerten Schilddrüsenvolumen lediglich um einen Hinweis auf eine übergeordnete Erkrankung handelt, wird sich kein Arzt mit der schlichten Diagnose »zu kleine Schilddrüse« zufriedengeben. Tatsache ist, dass eine Volumenreduktion nicht sichtbar ist und somit die ganze diagnostische Palette aufgefahren werden muss, um die Ursache ausfindig zu machen.

An erster Stelle steht dabei das ausführliche Patientengespräch, bei dem auch alle möglichen Symptome abgefragt werden, die für eine Entzündung bzw. Unterfunktion der Schilddrüse typisch sind.

Nach dem Gespräch kommen eine körperliche Untersuchung und die Blutentnahme, um die Schilddrüsenwerte sowie die Entzündungsparameter zu bestimmen. Sollte eine Entzündung vorliegen, zeigt sich das durch das C-reaktive Protein (CRP) und die Blutsenkungsgeschwindigkeit. Auch die Menge an weißen Blutkörperchen wird bestimmt: Bei einer akuten Schilddrüsenentzündung ist sie erhöht, bei einer subakuten Thyreoiditis dagegen nicht. Bei Verdacht auf eine autoimmun bedingte Schilddrüsenentzündung (wie Hashimoto-Thyreoiditis) wird auch eine Antikörperbestimmung veranlasst.

Symptome von Schilddrüsenentzündungen

▶ Akute Formen von Schilddrüsenentzündungen (eitrige Thyreoiditis, nicht-eitrige Thyreoiditis) sind begleitet von Schwellungen und Rötungen im Hals-bereich, hinzu kommen starke Schmerzen und eine Überwärmung (Hyperthermie). Die Lymphknoten sind geschwollen und die Patienten leiden unter Schluckbeschwerden und hohem Fieber.

▶ Subakute Schilddrüsenentzündungen verlaufend schleichend. Thyreoiditis de Quervain macht Schmerzen im Bereich der Schilddrüse, die bis in den Kiefer ausstrahlen. Ohren- und Kopfschmerzen sind ebenfalls möglich. Man ist müde und geschwächt, hat Schluckbeschwerden, u.U. Muskelschmerzen und/oder Fieber.

▶ Silent-Thyreoiditis zählt zu den subakuten Schilddrüsenentzündungen und macht (fast) keine Beschwerden. Wenn, dann klagen Patienten über Gewichtsverlust, Appetitlosigkeit, Nervosität, Unruhe und ständiges Wärmegefühl – allesamt Hinweise auf eine Schilddrüsenüberfunktion.

▶ Die chronische Schilddrüsenentzündung Postpartum-Thyreoiditis (also eine nach dem Wochenbett auftretende Schilddrüsenentzündung) löst zu Beginn oft eine leichte Überfunktion aus mit nur geringfügigen Symptomen wie innerer Unruhe, Herzklopfen und Müdigkeit. Sie geht nach etwa sechs bis acht Monaten in eine Unterfunktion über, typische Begleiterscheinungen sind dann beispielsweise die Zunahme von Körpergewicht, Müdigkeit und depressive Verstimmungen.

▶ Eine medikamentös bedingte Schilddrüsenentzündung infolge einer Interferon-Therapie äußert sich in zwei Dritteln aller Fälle in einer Unterfunktion der Schilddrüse (Hypothyreose). Dabei kann es zu Müdigkeit, Antriebslosigkeit, trockener Haut und depressiver Verstimmung kommen.

▶ Der Arzneimittelwirkstoff Amiodaron kann bei entsprechender Veranlagung die Autoimmunerkrankungen Morbus Basedow oder eine Hashimoto-Thyreoiditis in Gang setzen. Die Symptome sind unspezifisch, da sie zwischen Über- und Unterfunktion abwechseln.

Bei der Ultraschalluntersuchung der Schilddrüse kann der Arzt zum einen das Volumen der Drüse bestimmen und zum anderen auch sehen, ob die Schilddrüse entzündet ist. Entzündungen zeichnen sich durch eine dunkel erscheinende Gewebestruktur aus, normales Gewebe ist locker und einheitlich (heller) strukturiert.

Für eine genauere Untersuchung entnimmt der Arzt durch eine Feinnadelbiopsie eine Gewebeprobe aus der Schilddrüse. Bei einer subakuten Thyreoiditis de Quervain lassen sich so beispielsweise typische Zellen (Langhans-Riesenzellen) finden, die für die Krankheit typisch sind.

**Untersuchungsverfahren bei Verdacht auf Volumenverlust –
je nach Verdachtsursache:**

▶ Ultraschall

▶ Laboruntersuchung

▶ Feinnadelbiopsie

Wie wird eine verkleinerte Schilddrüse behandelt?

Die Therapie folgt auch wieder der übergeordneten Krankheit – oberstes Ziel ist es, die weitere Reduzierung des Schilddrüsengewebes zu stoppen.

Bei einer Unterfunktion der Schilddrüse werden die fehlenden Schilddrüsenhormone als Medikament, unter Umständen kombiniert mit Jod, verordnet.

Autoimmunerkrankungen wie Hashimoto erfordern dabei extrem viel Fingerspitzengefühl, da eine Schilddrüsenüberfunktion mit einer Schilddrüsenunterfunktion wechselt.

Ist eine Entzündung der Schilddrüse der Auslöser, wird entsprechend mit entzündungshemmenden Medikamenten gearbeitet. Bakterielle Entzündungsauslöser werden mit Antibiotika therapiert.

Wurde die Entzündung durch Medikamente ausgelöst, so wird versucht, diese durch Präparate mit anderen Wirkstoffen zu ersetzen.

Mehr über das fein abgestimmte Zusammenspiel der notwendigen Schilddrüsenmedikamente erfahren Sie im Kapitel 8, ab S. 152 ff.

Tumore in der Schilddrüse

Bei verändertem Schilddrüsengewebe wird oft auch an einen Tumor (= Geschwulst) gedacht. Fakt ist jedoch, dass man sorgfältig zwischen gut- und bösartigen Tumoren unterscheiden muss. Gutartige Gewebewucherungen nennt man Adenome. Sie entstehen beispielsweise, wenn das Schilddrüsengewebe sich in seiner Hormonproduktion von den regulierenden TSH-Hormonen abkoppelt und sich eine funktionelle Autonomie entwickelt. Dieses Wachstum kann die gesamte Schilddrüse betreffen (= Struma) oder punktuell auftreten – dann spricht man von Schilddrüsenknoten. Bei diesen knotigen Gewebsveränderungen unterscheidet man heiße und kalte Knoten. Die heißen Knoten werden hauptsächlich durch eine Überfunktion der Drüsenzellen hervorgerufen. Aufs Einfachste heruntergebrochen kann man sagen: Bekommt man die Überfunktion in den Griff, bekommt man die knotige Veränderung in den Griff. Anders ist es mit den sogenannten »kalten Knoten«. Diese sind entweder völlig harmlos oder enthalten – in sehr wenigen Fällen – entartete Zellstrukturen. Daraus können bösartige Schilddrüsentumore entstehen und diese werden dann Schilddrüsenkarzinom genannt.

Was ist ein Schilddrüsentumor?

Ein bösartiger Tumor in der Schilddrüse ist wirklich sehr selten und wird landläufig als Schilddrüsenkrebs bezeichnet. Die Mediziner sprechen vom Schilddrüsenkarzinom. Die Ursachen dafür kennt man bislang noch nicht genau. Was man hingegen weiß, ist, dass eine solche gefährliche Zellveränderung von vier unterschiedlichen Zelltypen ausgelöst werden kann – danach wird dann auch das Karzinom eingeordnet bzw. unterschieden.

Die meisten Schilddrüsentumore treten vereinzelt und ohne erkennbare Muster oder Regelmäßigkeit auf. Es gibt für die meisten keine Tumormarker im Blut, sodass ihre Diagnose oft ein Zufallsbefund ist. Die Unterscheidung ist zumeist nur durch eine feingewebliche Untersuchung (= Histologie) möglich, dementsprechend verschieden sind ihre Behandlung und Prognose. Bei adäquater Therapie sind die Heilungschancen bei drei dieser vier Typen gut.

Die verschiedenen Krebsformen haben wenig gemeinsam:

▶ **Papilläre Schilddrüsenkarzinome** gehen von den hormonbildenden Zellen der Schilddrüse aus und bilden oft mehrere Tumore zugleich. Diese speziellen Krebszellen breiten sich überwiegend über das Lymphsystem aus (= lymphogene Metastasierung), sodass oft auch die Lymphknoten am Hals betroffen sind.

▶ **Follikuläre Schilddrüsenkarzinome** bilden meist nur einzelne Knoten im Gewebe und gehen ebenfalls von den hormonbildenden Zellen der Schilddrüse aus. Diese speziellen Krebszellen breiten sich vorwiegend über das Blut aus (= hämatogene Metastasierung). Dadurch können solche Krebszellen auch in die Lunge oder das Gehirn gelangen.

▶ **Medulläre Schilddrüsenkarzinome** gehen von den C-Zellen aus und werden deshalb auch **C-Zell-Karzinome** genannt. Diese Zellen produzieren das Hormon Calcitonin, das für die Regulierung des Phosphat- und Calciumhaushalts zuständig ist. Bei einer Tumorbildung gerät dieser außer Kontrolle, was zu einer Überproduktion von Calcitonin führt und sich in einem niedrigen Kalziumspiegel im Blut niederschlägt. Zudem produzieren solche Tumore sogenannte »vasoaktive Substanzen«, die zu schweren Durchfällen führen können.

▶ **Anaplastische Schilddrüsenkarzinome** gehen wieder von den hormonbildenden Zellen der Schilddrüse aus und bilden die Ursache für eine sehr seltene und aggressiv-schnellwachsende Krebsform.

Die vier verschiedenen Schilddrüsenkarzinome
Man unterscheidet differenzierte und undifferenzierte Tumore.

Differenzierte Tumore sind:
▶ Papilläre Tumore
▶ Follikuläre Tumore
▶ Medulläre oder C-Zell-Tumore

Undifferenzierte Tumore nennt man:
▶ Anaplastische Tumore

Ärztelatein zu Tumoren in der Schilddrüse

▶ Tumor = Geschwulst

▶ Karzinom = Geschwulst

▶ Lymphogene Metastasierung = Ausbreitung von Krebszellen über das Lymphsystem

▶ Hämatogene Metastasierung = Ausbreitung von Krebszellen über das Blut

▶ Medullär = vom Rückenmark ausgehend

▶ Follikulär = von einem Drüsenbläschen ausgehend

▶ Papillär = warzenförmig auswuchernd

▶ Anaplastisch = von höher differenzierten Zellen in weniger differenzierte Zellen übergehend

Sind Sie betroffen?

Erkrankungen der Schilddrüse sind hierzulande sehr häufig; betreffen sie Gewebeveränderungen, sind diese überwiegend gutartig. Schilddrüsenkrebs hingegen ist selten. Wenn, dann sind es überwiegend Frauen, die daran erkranken. Die häufigsten Formen des Schilddrüsenkrebses – die papilläre und follikuläre Form – sind nicht erblich.

Statistische Häufigkeit von Schilddrüsenkrebs

Von den rund 30 000 Betroffenen pro Jahr erkranken:

▶ Rund 60 Prozent an einem papillären Schilddrüsenkarzinom

▶ Etwa 30 Prozent an einem follikulären Schilddrüsenkarzinom

▶ Knapp 5 Prozent an einem medullären Schilddrüsenkarzinom (C-Zell-Karzinom)

▶ Um 1 Prozent an einem anaplastischen Schilddrüsenkarzinom

Schilddrüsenkrebs ist eine seltene, aber tückische Krebserkrankung. Sie wird häufig zufällig im Rahmen einer Routineuntersuchung festgestellt. Betroffene merken von einem Schilddrüsenkarzinom meist gar nichts, bis sich der Tumor in umliegendes Gewebe ausgebreitet hat. Symptome wie Heiserkeit und Schluckbeschwerden zeigen sich erst bei großen Tumoren, die man dann auch bei einer Tastuntersuchung als derbe Knoten erfühlen kann, die sich nicht verschieben lassen, weil sie bereits mit der Umgebung verwachsen sind.

Deswegen sollten Schilddrüsen mit Knoten immer engmaschig (mindestens jährlich) sonografisch kontrolliert werden. Je länger ein bösartiger Schilddrüsentumor besteht, desto wahrscheinlicher ist es, dass auch Lymphknoten (mit Metastasen) betroffen sind.

Beim **medullären Schilddrüsenkrebs** handelt es sich um eine Genmutation, die für eine erbliche Veranlagung spricht. Bei etwa einem Viertel aller Erkrankten liegt eine solche Disposition vor, allerdings erkranken nicht zwangsläufig alle Menschen, die solch eine Erbanlage in sich tragen.

Beim **anaplastischen Schilddrüsenkarzinom** sind Frauen und Männer gleich häufig betroffen. Die Lebenserwartung beim anaplastischen Schilddrüsenkarzinom ist sehr gering.

Leider gibt es keine spezifischen Symptome, die auf Schilddrüsenkrebs hinweisen. Deshalb wäre eine Früherkennung so wichtig, aber dazu braucht es Eigeninitiative bei Patienten und Ärzten. Das größte Hindernis ist allerdings, dass alle Symptome auch im Rahmen anderer Erkrankungen auftreten können und somit auch keinen eindeutigen Hinweis liefern.

Fakt ist, dass ein Tumor in der Schilddrüse erst ab einem Durchmesser von etwa 1,5 bis 2 Zentimetern ertastet werden kann. In dieser Größe ist er allerdings von außen fast nicht zu sehen und verursacht auch keine Beschwerden. Schilddrüsenkrebsanzeichen treten erst dann auf, wenn der Tumor auf benachbarte Strukturen wie die Luft- und Speiseröhre drückt oder Nervenbahnen in diesem Bereich schädigt.

Zu den allgemeinen Symptomen gehören:

▶ Anhaltende Heiserkeit: Dies kann durch eine teilweise oder vollständige Lähmung der Stimmlippen entstehen, wenn der Tumor bestimmte Nervenbahnen im Kehlkopf schädigt.

▶ Horner-Syndrom: Dabei ist die Pupille eines Auges verengt (Miosis), der Augapfel der betroffenen Seite eingesunken (Enopthalmus) und das Oberlid hängt herab (Ptosis). Das Horner-Syndrom entsteht ebenfalls durch eine Schädigung von Nervenbahnen.

▶ Atembeschwerden: Sie treten auf, wenn der Tumor die Luftröhre einengt.

▶ Schluckbeschwerden (oder ein Druckgefühl im Hals): Sie treten auf, wenn der Tumor auf die Speiseröhre drückt.

Das follikuläre Schilddrüsenkarzinom und das papilläre Schilddrüsenkarzinom können zu geschwollenen Lymphknoten am Hals führen.

Beim medullären Schilddrüsenkarzinom (C-Zell-Karzinom) kommt es zu einer massiven Überproduktion des Hormons Calcitonin, das den Kalzium- und Phosphathaushalt durcheinander bringt. Es kann zu Krämpfen der Muskulatur oder Empfindungsstörungen wie Kribbeln in den Händen kommen. Auch typisch: starker Durchfall, der auf keine Therapie anspricht.

Das anaplastische Schilddrüsenkarzinom wächst schnell und produziert dadurch rasch auch Beschwerden – dazu gehören asymmetrische Schwellungen am Hals, die mit einer Rötung der Haut, Heiserkeit und Schluckbeschwerden verbunden sind.

Typische Symptome bei Schilddrüsenkrebs

Beschwerden gibt es zumeist erst in fortgeschrittenem Stadium und sind eher unspezifisch, wie:

▶ Schluckbeschwerden
▶ Heiserkeit
▶ Geschwollene Lymphknoten

Ursachen für Schilddrüsentumore

Die Ursachen von Schilddrüsenkarzinomen sind noch nicht eindeutig geklärt, man kennt jedoch einige Risikofaktoren:

▶ So begünstigen Strahlenbelastungen (Röntgen oder radioaktive Strahlung) die Karzinombildung.
▶ Schilddrüsenkrebs entsteht zumeist zwischen dem 50. und 60. Lebensjahr. Frauen sind mehr als doppelt so häufig betroffen wie Männer.
▶ Sogenannte kalte Knoten können sich in sehr seltenen Fällen bösartig verändern, heiße Knoten so gut wie nie.
▶ Auch ein Kropf (= Struma), der über einen längeren Zeitraum unbehandelt fortbesteht, kann unter Umständen ein Schilddrüsenkarzinom begünstigen.
▶ Jodmangel kann unter Umständen die Entstehung von Schilddrüsenkarzinomen begünstigen.

In Bezug auf Schilddrüsenerkrankungen allgemein und im Besonderen bei Schilddrüsenkrebs spielt die Früherkennung eine große Rolle. Aber da die Erkenntnislage zu den Ursachen gering ist, wagt man kaum einen Hinweis zu vernachlässigen. Geteilter Meinung sind Experten beispielsweise, ob ein Jodmangel als Indiz gelten kann. Zu den wenigen Statistiken zum Thema kann man zumindest festhalten, dass bei einer ausreichenden Jodversorgung tendenziell eher das besser behandelbare papilläre Schilddrüsenkarzinom auftritt als die anderen Krebsformen im Schilddrüsenbereich.

Papilläres und follikuläres Schilddrüsenkarzinom wiederum werden durch hohe Strahlenbelastungen begünstigt. So kann die Strahlentherapie im Kopf- und Halsbereich in der Folge durchaus zu Schilddrüsenkrebs führen.

Schweres Erbe: Das Gardener-Syndrom

Einige Formen von Schilddrüsenkrebs haben wahrscheinlich genetische Ursachen – zum Beispiel die sogenannte familiäre adenomatöse Polyposis oder das Gardener-Syndrom, die mit einem erhöhten Risiko für ein Schilddrüsenkarzinom verbunden sind. Das medulläre Schilddrüsenkarzinom kommt beispielsweise zu etwa 25 Prozent familiär gehäuft vor. Betroffene haben – zusätzlich zum Schilddrüsenkarzinom – häufiger noch mit anderen Tumoren (am häufigsten solchen des Nebennierenmarkes – Phäochromozytom u. a. und / oder seltener der Nebenschilddrüse (Epithelkörperchenadenome mit hohen Kalziumspiegeln = primärer Hyperparathyreoidismus) zu kämpfen. Mediziner bezeichnen diese Kombination als multiple endokrine Neoplasie Typ II (MEN Typ II).

Diagnose Schilddrüsenkrebs

Betroffene Patienten können sicher sein, dass die Diagnosestellung nicht leichtfertig gehandhabt wird – dafür ist die Materie zu vielschichtig. Auf alle Fälle wird der Arzt bei einer Untersuchung im Patientengespräch eine erbliche Veranlagung (= Disposition) erfragen, ebenso wie eine unter Umständen ausgedehnte Strahlentherapie im Kopf- und Halsbereich ein Thema sein wird.

Die anschließende Tastuntersuchung ist obligatorisch, bringt aber selten gesicherte Erkenntnisse – maximal liefert sie weitere Anhaltspunkte, da Schilddrüsenknoten, die Krebszellen enthalten, eine andere Oberflächenstruktur haben als »normale« Knoten.

Die Tastuntersuchung

Bei einer Tastuntersuchung der Schilddrüse stellt sich der Arzt hinter den sitzenden Patienten und tastet aus dieser Position heraus die Drüse ab. Dabei wird er den Patienten auffordern zu schlucken, und zwar in der Regel zweimal. Ertastet der Arzt dabei einen härteren Knoten, der sich beim Schlucken nicht verschieben lässt, liegt zumindest der Verdacht nahe, dass es sich um einen bösartigen Tumor handeln könnte. Manchmal ist die Wucherung so groß, dass sie auf die umliegenden Gefäße drückt. Hat sich ein Tumor beispielsweise zur Halsvene hin ausgedehnt, tritt diese am Hals hervor. Neben der Schilddrüse selbst werden bei Krebsverdacht auch die Lymphknoten am Hals und oberhalb des Schlüsselbeins ertastet.

Eine anschließende Ultraschalluntersuchung und Blutentnahme sind sozusagen obligatorisch. Es werden dabei die normalen Parameter erfasst. Das sind bei der Sonografie: eine Volumenmessung und die Beurteilung der Gewebestruktur. Knotige Veränderungen werden nach Größen bestimmt. Das Labor wiederum erhebt die üblichen Schilddrüsenwerte, wie T_3, T_4 und TSH, ebenso wie das Calcitonin. Zwar gibt es keine spezifischen Tumormarker im Blut, aber ein gestörter Kalzium- und Phosphathaushalt kann auf einen Tumor hinweisen.

Untersuchungsverfahren bei Krebsverdacht

▶ Tastuntersuchung
▶ Ultraschall
▶ Laboruntersuchung
▶ Szintigrafie
▶ Feinnadelbiopsie
▶ Röntgen, CT oder MRT

Nähere Hinweise ergeben sich aber aus einer Szintigrafie. Eine Szintigrafie der Schilddrüse sagt etwas über die Funktionsfähigkeit der Drüse und eventuelle Knoten aus. Sie zeigt, ob und wie viel Jod von den Schilddrüsenzellen aufgenommen und verwertet wird. Dadurch kann der Arzt eine Unterscheidung treffen, ob eine diffuse oder knotige Gewebeveränderung vorliegt. Zudem kann er die erkannten Knoten näher bestimmen und einordnen – also ob es sich beispielsweise um heiße Knoten oder kalte Knoten handelt.

Beim Verdacht auf eine bösartige Gewebeveränderung, die sich in der Szintigrafie als inaktive Knoten oder inaktiver Bereich darstellen, kommt die Feinnadelbiopsie zum Einsatz. Dabei wird ein kleines Gewebestück (unter Ultraschallkontrolle) entnommen und von einem Histologen unterm Mikroskop auf mutierte Zellen untersucht.

Gesetzt den Fall, es werden entsprechende Zellen identifiziert, folgen weitere Untersuchungen zur Spezifizierung der Krebsform (follikuläres, papilläres, medulläres oder anaplastisches Schilddrüsenkarzinom) und zum Grad der Ausdehnung des Krebsgeschehens (= Metastasenbildung). Zur sogenannten Ausbreitungsdiagnostik gehören eine Ultraschalluntersuchung der Halslymphknoten, eine Röntgenuntersuchung des Brustbereichs sowie eine Kehlkopfspiegelung zur Beurteilung der Stimmbandbeweglichkeit, andere bildgebende Verfahren wie Computertomographie (CT), Kernspintomografie oder Magnetresonanztomographie (MRT).

Wie wird Schilddrüsenkrebs behandelt?

Gibt es eine gesicherte Diagnose für ein Schilddrüsenkarzinom, wird ein Behandlungsplan entwickelt, der – abhängig von der Krebsform und dem Stadium der Erkrankung – das weitere Vorgehen festlegt.

1. **Operation**: In der Regel wird zuerst die Schilddrüse teilweise oder vollständig operativ entfernt (Thyreoidektomie). Nur ganz selten gibt es dazu überhaupt eine Alternative.

2. **Radiojodtherapie**: Beim papillären und follikulären Schilddrüsenkarzinom ist die Radiojodtherapie im Anschluss an die Entfernung der Schilddrüse notwendig, um Restgewebe der Schilddrüse unschädlich zu machen. Bei der Radiojodtherapie wird dem Patienten radioaktiv markiertes Jod verabreicht. Dieses reichert sich ausschließlich in den stoffwechselaktiven Schilddrüsenzellen an und zerstört sie. Die vollständige Eliminie-

rung von Schilddrüsengewebe ist für die Nachsorge von Schilddrüsenkrebs wichtig, da hierdurch ein eventuell erneut auftretender Schilddrüsenkrebs schneller erkannt wird. Dazu muss man wissen, dass das Schilddrüsengewebe das Eiweiß Thyreoglobulin (TG) produziert.

Nach der Operation und Radiojodtherapie sollte gar kein Thyreoglobulin im Blut mehr messbar sein. Wird es dagegen im Laufe der Jahre wieder messbar, ist dies ein Anzeichen für ein Wiederauftreten (= Rezidiv) von Schilddrüsenkrebs.

3. **Bestrahlung:** Eine Bestrahlung von außen ist wenig wirksam und kommt nur zum Einsatz, wenn es um die Verkleinerung von Metastasen geht.

4. **Chemotherapie:** Die Tumorzellen des Schilddrüsenkrebses sprechen in der Regel kaum auf eine Chemotherapie (= Zytostatika) an. Sie kommt – wenn überhaupt – überwiegend bei ausgedehnten Metastasen zum Einsatz.

Darüber hinaus werden die unterschiedlichen Formen von Schilddrüsenkrebs verschieden therapiert:

▶ Papilläres Schilddrüsenkarzinom

Bei kleineren Tumoren (und falls es keinen Hinweis auf Metastasen gibt) werden operativ unter Umständen nur ein Teil eines Schilddrüsenlappens (= Hemithyreoidektomie) und die Halslymphknoten entfernt.

Größere papilläre Schilddrüsenkarzinome, die sich vom umliegenden Gewebe schlecht abgrenzen, werden operativ komplett entfernt (= totale Thyreoidektomie). Etwa zwei Wochen nach der Operation schließt sich die Radiojodtherapie an.

Beim Zustand nach papillärem Schilddrüsenkrebs müssen Betroffene lebenslang eine hohe Dosis von Schilddrüsenhormon (Thyroxin, T4) einnehmen. Dies dient dazu, die Produktion des TSH dauerhaft zu unterdrücken, da TSH unter Umständen übriggebliebene Krebszellen zu erneutem Wachstum anregt.

▶ Follikuläres Schilddrüsenkarzinom

Unabhängig von der Größe des Tumors wird hierbei die gesamte Schilddrüse entfernt (= totale Thyreoidektomie). Wie beim **papillären Schilddrüsenkarzinom** schließt sich nach der Operation die Radiojodtherapie an. Auch wird die TSH-Ausschüttung durch Einnahme von hochdosiertem Schilddrüsenhormon (Thyroxin) unterdrückt.

▶ **Medulläres Schilddrüsenkarzinom (C-Zell-Tumor)**
Auch hierbei wird die vollständige operative Entfernung der Schilddrüse (totale Thyreoidektomie) empfohlen, allerdings wird keine anschließende Radiojodtherapie durchgeführt, weil die C-Zellen kein Jod speichern. Die Dosierung des Schilddrüsenhormons (Thyroxin) ist beim medullären Schilddrüsenkrebs nach der Operation in einem normal hohen Bereich, der lediglich den Bedarf decken, nicht aber die Ausschüttung von TSH hemmen soll.

▶ **Anaplastisches Schilddrüsenkarzinom**
Beim anaplastischen Schilddrüsenkrebs macht eine Operation aufgrund der sehr schlechten Prognose keinen Sinn. Meist wird eine äußerliche Bestrahlung (= Radiatio) durchgeführt, um den Tumor zu verkleinern und um Beschwerden zu lindern.
Inwiefern eine Chemotherapie wirksam ist, ist noch nicht erwiesen.

TSH unterdrücken

Nach der Operation und einer eventuellen zusätzlichen Strahlentherapie bei Schilddrüsenkarzinomen erhält der Patient das Schilddrüsenhormon L-T4 (Levothyroxin). Das hat gleich zwei Vorteile: Zum einen gleicht es die aus einer Operation resultierende Schilddrüsenunterfunktion aus. Zum anderen bremst es die Produktion des TSH, das die Hirnanhangdrüse nach der Operation sozusagen ungebremst produzieren würde. Normalerweise bremsen die in der Schilddrüse produzierten Schilddrüsenhormone die Produktion von TSH (negative Rückkopplung). Nach Entfernung der Schilddrüse steigt das TSH massiv an, da der Körper zu wenig oder gar keine Schilddrüsenhormone mehr herstellt.
Denn: Je höher der TSH-Spiegel ist, desto größer ist das Risiko, dass mögliche noch verbliebene Schilddrüsenzellen zum Wachstum angeregt werden und wieder einen Tumor bilden können.

Nachsorge & Prognosen bei Schilddrüsenkarzinomen

Bei Krebserkrankungen ist die Nachsorge die wichtigste Vorsorgemaßnahme. Nur durch eine engmaschige Kontrolle kann sichergestellt werden, dass ein Wiederauftreten des Krebses rechtzeitig erkannt wird.

Während der Nachsorge wird der Halsbereich mit Ultraschall untersucht und es werden spezielle Laborwerte bestimmt, die Hinweis auf eine erneute Aktivität der Schilddrüsenzellen geben können. Diese Laborwerte nennt man Tumormarker. Diese sind insbesondere das Calcitonin (bei medullärem Schilddrüsenkarzinom) und Thyreoglobulin (bei papillärem und follikulärem Schilddrüsenkarzinom).

Wurde nach der Operation eine Radiojodtherapie durchgeführt, findet vier bis sechs Monate später ein Kontrollszintigramm statt. Findet der Arzt dabei noch Schilddrüsengewebe, wird er die Radiojodtherapie so lange wiederholen, bis kein Schilddrüsengewebe mehr nachweisbar ist.

Die Intervalle für Nachsorgeuntersuchungen liegen in den ersten fünf Jahren bei sechs bis zehn Monaten. Danach finden die Untersuchungen jährlich oder zweijährlich statt.

Die Heilungschancen und die Lebenserwartung bei Schilddrüsenkrebs sind abhängig davon, an welchem Karzinomtyp der Patient erkrankt war und wie weit die Erkrankung fortgeschritten war. Betroffene, die an einem **papillären Schilddrüsenkarzinom** erkrankt waren, haben im Vergleich zu den anderen Typen von Schilddrüsenkrebs die besten Heilungsaussichten. Zehn Jahre nach der Behandlung leben noch mehr als 80 Prozent der Betroffenen.

Auch Patienten mit **follikulärem Schilddrüsenkarzinom** haben eine verhältnismäßig gute Prognose: Die Zehn-Jahres-Überlebensrate liegt bei etwa 60 bis 70 Prozent.

Ein wenig schlechter ist die Prognose für Patienten, die an **medullärem Schilddrüsenkarzinom** erkrankt waren – hierbei liegt die Zehn-Jahres-Überlebensrate bei etwa 50 bis 70 Prozent.

Das **anaplastische Schilddrüsenkarzinom** ist (nach derzeitigem medizinischem Stand) leider so gut wie nicht heilbar. Die mittlere Überlebenszeit beträgt nach der Diagnosestellung sechs bis 24 Monate.

Wichtig: Bei all diesen Angaben handelt es sich um Durchschnittswerte, die im Einzelfall auch deutlich von den hier angegebenen Zahlen abweichen können.

Kapitel 7

DIE SCHILDDRÜSE IST WEIBLICH

Das ist keine gewagte Behauptung, sondern eine Tatsache: Frauen sind häufiger von Schilddrüsenerkrankungen betroffen als Männer. Das liegt vor allem daran, dass Hormone per se im Leben einer Frau eine größere Rolle spielen. Von Natur aus gehören hormonelle Schwankungen in der Pubertät, der Schwangerschaft und den Wechseljahren zum normalen Lebenslauf. Auch jeder einzelne Zyklus bringt das Hormonsystem ins Spiel. Hinzu kommen Verhütungsmethoden auf Hormonbasis (»die Pille«) oder Hormonersatztherapien im Alter. Da Schilddrüsenhormone und Sexualhormone eng miteinander verbunden sind, treten entsprechende Fehlfunktionen und Erkrankungen vorzugsweise in Zeiten den Wandels auf und die hormonproduzierenden Organe beeinflussen sich gegenseitig.

Typisch Frau?

Der Zusammenhang von Geschlecht und Schilddrüsenerkrankungen ist schon rein statistisch offensichtlich, denn rund zwei Drittel aller Betroffenen sind Frauen. Andererseits bleibt eine Schilddrüsenfehlfunktion bei weiblichen Patienten häufig unentdeckt, denn typische Schilddrüsensymptome tarnen sich häufig als allgemeine Befindlichkeitsstörungen, die überwiegend typisch weiblich sind oder den Wechseljahren zugeschrieben werden: Stimmungsschwankungen mit depressiven Phasen, Hitzewallungen und Schlafstörungen, welche Frau kennt das nicht. Das gleiche gilt für Gewichtsprobleme! Nicht umsonst richten sich die meisten Diäten an eine überwiegend weibliche Zielgruppe.

Frauen sind diesbezüglich mit sich selbst eh nie zufrieden und entsprechend selbstkritisch. Ist die Haut zu blass und trocken oder hitzig-erregt und schwitzig, so fühlen sich Frauen schnell nicht mehr wohl in ihrer Haut, brüchige Fingernägel und stumpfe Haare treiben sie zum Wahnsinn und zur Kosmetikerin oder zur Friseurin, aber nur selten gleich zum Arzt. Wegen sexueller Unlust gehen Frauen vielleicht zum Therapeuten, sprechen vielleicht noch mit ihrer Gynäkologin darüber, aber auf die Schilddrüse kommen sie nicht.

Es braucht schon einen gehörigen Leidensdruck, um den vielfältigen Beschwerden auf den Grund gehen zu wollen. Und dafür gibt es genau zwei dringende Gründe:

1. Unerfüllter Kinderwunsch
2. Verfrühte Wechseljahrsbeschwerden

Aber wie so oft, ist es immer ungünstig, wenn man Ärzten seine eigenen Verdachtsdiagnosen (»bei meiner Mutter war das auch so«) auf dem Silbertablett serviert. Das lenkt nämlich nur von den Tatsachen ab und fokussiert den Blick der Mediziner in eine völlig falsche Richtung.

Schilddrüse und Libido – Schluss mit der Lust

In einer Gesellschaft, in der so ziemlich über alles offen gesprochen wird, ist sexuelle Unlust immer noch ein gewisses Tabu oder zumindest ein Missempfinden, mit dem man nicht gern hausieren geht. Viele Frauen wählen in dieser Situation den einfachen Weg – sie täuschen vor, anstatt zu hinterfragen. Dabei ist es gar nicht so abwegig, die Schuld auf die Hormone zu schieben. Allerdings gibt es da gleich mehrere Verdächtige, die sich gegenseitig beeinflussen.

Schilddrüsenhormone und Sexualhormone haben nämlich etwas Entscheidendes gemeinsam: Sie haben die gleiche Kontrollinstanz im Gehirn – den Hypothalamus. Liegt beispielsweise eine (wenn auch nur latente) Schilddrüsenunterfunktion vor, wird von hier das TRH als Botenstoff zur Hirnanhangdrüse geschickt, um dort die Freisetzung von mehr TSH an die Schilddrüse zu veranlassen. Wird die Menge des TRHs erhöht, steigen zugleich die Werte des Prolaktins an. Prolaktin ist ein Hormon, das bei Frauen nach der Schwangerschaft bzw. der Geburt und in der Stillzeit die Milchproduktion reguliert. Es sorgt aber auch dafür, dass stillende Mütter nicht gleich wieder schwanger werden, denn mit der Anregung des Milchflusses geht eine Reduktion der Sexualhormone einher. Quasi ein natürliches Verhütungsmittel, auf das allerdings nicht 100 Prozent Verlass ist. Bei Frauen, die nicht gerade geboren haben oder ihre Kinder stillen, kommt bei einem Prolaktinanstieg nur der eine Effekt zum Tragen – nämlich die sinkende Libido. Und wo keine Lust, da ist auch keine körperliche Liebe – zumindest kein sexueller Genuss.

Natürlich ist das nicht der ausschließliche Grund für Libidoprobleme bei der Frau, aber wer denkt schon an die Schilddrüse, wenn es im Bett nicht mehr klappt.

Schilddrüse und Zyklusstörungen

Ein leidiges Frauenproblem sind auch die Zyklusstörungen. Mal sind sie zu stark, mal zu schwach, zu kurz oder zu lang, zu unregelmäßig und überhaupt nicht kalkulierbar. Jede Frau macht im Laufe ihres Lebens damit ihre unterschiedlichsten Erfahrungen und darüber zu klagen ist ziemlich normal. Doch wo enden die lästigen Begleiterscheinungen und wo fangen echte Probleme an? Es wundert kaum, dass auch dabei die Schilddrüse mitmischt.

Bei Patientinnen mit Unterfunktion der Schilddrüse ist es der gleichzeitige Anstieg des Prolaktins, das nicht nur die Lust dämpft, sondern auch den Zyklus durcheinanderbringt. Auch die anderen Steuerungshormone der Sexualhormone (beispielsweise Gonadotropin, FSH und LH) können durch eine Schilddrüsenfehlfunktion gestört werden. Eine Gelbkörperschwäche wäre dann die Folge. Zugleich wird dadurch auch in den Östrogenstoffwechsel eingegriffen. Von einer Unterfunktion der Schilddrüse ist auch die Blutgerinnung beeinflusst, so dass verstärkte Blutungen die Folge sind. Auch eine Überfunktion der Schilddrüse wirkt sich so auf den Zyklus aus.

Schilddrüse und (unerfüllter) Kinderwunsch

Spätestens, wenn es mit dem Wunschkind nicht so schnell klappt, wie man es sich vorstellt, ist man in der Realität der einflussreichen Schilddrüsenhormone angekommen. Nicht selten ist eine Schilddrüsenfehlfunktion dafür verantwortlich. Die Statistiken sind eindeutig: Bei rund 25 Prozent aller Frauen mit unerfülltem Kinderwunsch wurde parallel eine Fehlfunktion der Schilddrüse festgestellt. Zumeist ist es eine Unterfunktion, die dafür verantwortlich ist. Zu Empfängnisproblemen kommt es zudem durch andere schilddrüsenbedingte Erkrankungen wie beispielsweise …

► … eine Überfunktion der Schilddrüse
► … eine Autoimmunerkrankung der Schilddrüse wie Hashimoto oder Morbus Basedow
► … ein PCO-Syndrom, bei dem vermehrt männliche Hormone den weiblichen Hormonzyklus stören.
► … und: es gehören immer zwei dazu, um ein Kind zu zeugen. Auch bei Männern können Sexualfunktion und Spermienqualität durch eine Schilddrüsenfehlfunktion beeinträchtigt sein.

Unerfüllter Kinderwunsch ist eine sehr vielschichtige und von vielen Faktoren beeinflusste Störung. Um eine Beteiligung der Schilddrüse auszuschließen oder zu erhärten, sollten betroffene Frauen durch eine TSH-Wert-Bestimmung den Status ihrer Schilddrüse überprüfen lassen. Wird eine Unterfunktion festgestellt und durch die Einnahme von Schilddrüsenhormonen ausgeglichen, können viele bisher kinderlose Frauen schwanger werden.

Bei unerfülltem Kinderwunsch – TRH-Test machen
Die komplizierten hormonellen Zusammenhänge der Schilddrüse können durch einen TRH-Test näher bestimmt werden. Er ist in der Lage, auch subklinische Funktionsstörungen zu erfassen. Dazu wird TRH als Nasenspray verabreicht. Zuvor wird aus dem Blut der TSH basal ermittelt. 30 Minuten nach der Verabreichung der TRH-Nasenspray-Dosis wird erneut der TSH (diesmal stimuliert) gemessen. Je nach Anstieg der TSH-Produktion lässt sich auf eine Unter- oder Überfunktion schließen, selbst wenn der TSH basal noch im Normbereich liegt.

Schilddrüse und Schwangerschaft

Endlich schwanger! Das Wichtigste ist jetzt für die werdende Mutter, auf die eigene Gesundheit zu achten – denn geht es ihr gut, geht es (in der Regel) auch dem Kind gut. Deshalb müssen Schwangere auf eine ausgewogene Ernährung und eine ausreichende Jodversorgung achten. Aus beidem zieht das Ungeborene all die Nährstoffe, die es für eine gesunde Entwicklung braucht.

Schwangere, die bislang keine Schilddrüsenprobleme hatten, werden unter Umständen feststellen, dass das Organ während der Schwangerschaft etwas an Volumen zulegt – das ist normal. Das liegt unter anderem daran, dass die Plazenta ein Hormon (das Choriongonadotropin = HCG) produziert, das eine anregende Wirkung auf die Hormonproduktion der Schilddrüse hat. Das ist auch gut so, denn der Organismus braucht in der Schwangerschaft mehr Schilddrüsenhormone. Aber mehr Hormone bedeutet auch mehr Jodbedarf. Mindestens 200 µg Jod pro Tag sollten über die Nahrung aufgenommen werden. Wenn das nicht gewährleistet ist, verschreiben Ärzte Jod in Tablettenform. Da das keine negativen Auswirkungen hat und auch keine Nebenwirkungen, sollte man auch nicht darauf verzichten. Anhand der Blutuntersuchungen, die ohnehin im Vorsorgeprogramm vorgesehen sind, kann der Arzt die richtige Dosis gut errechnen.

Frauen, die generell, wenn auch nur latent, mit einer Schilddrüsenerkrankung zu tun haben, sollten natürlich den Frauenarzt darauf aufmerksam machen. Medikamenteneinnahmen müssen unter Umständen angepasst werden.

Während (und unmittelbar nach) einer Schwangerschaft können folgende Fehlfunktionen oder Erkrankungen relevant sein:
▶ Schilddrüsenunterfunktion
▶ Schilddrüsenüberfunktion
▶ Kropf (diffuse und / oder knotige Schilddrüsenvergrößerung)
▶ »Postpartum«-Thyreoiditis

Schilddrüsenunterfunktion und Schwangerschaft
Eine bekannte Schilddrüsenunterfunktion muss während der Schwangerschaft regelmäßig untersucht werden. Dabei geht es im Wesentlichen darum,

den Mangel an Schilddrüsenhormonen rechtzeitig und mit der richtigen Dosierung den veränderten Verhältnissen anzupassen. Eine ausreichende Versorgung mit Schilddrüsenhormonen ist wichtig, damit beim Ungeborenen keine (bleibenden) Defizite in der Entwicklung auftreten. Ansonsten kann es auch in den ersten drei Monaten zu einer Fehlgeburt kommen.

Die Behandlung mit Schilddrüsenhormonen und/oder Jodid während der Schwangerschaft und Stillzeit ist ungefährlich. Über eine Schilddrüsenunterfunktion lesen Sie auch in Kapitel 5, S. 83 ff.

Schilddrüsenüberfunktion und Schwangerschaft

Eine überaktive Schilddrüse in der Schwangerschaft zu diagnostizieren ist hinlänglich schwierig, weil die typischen Symptome ohnehin die sind, die eine werdende Mutter plagen: Nämlich vermehrtes Schwitzen, erhöhter Pulsschlag, Schlaflosigkeit, Nervosität und Müdigkeit.

Die häufigsten Ursachen einer Überfunktion in der Schwangerschaft sind der Morbus Basedow und die Choriongonadotropin-bedingte (HCG-bedingte) Schilddrüsenüberfunktion. Der Morbus Basedow ist eine genetischbedingte Autoimmunerkrankung und muss im akuten Verlauf mit Medikamenten therapiert werden. Allerdings normalisiert sich ein Morbus Basedow im Normalfall, gerade weil eine Patientin schwanger ist. Eine medikamentöse Therapie mit Thyreostatika ist in der Schwangerschaft möglich. Die HCG-bedingte Schilddrüsenüberfunktion verläuft meist weniger ausgeprägt und heilt fast immer mit fortschreitender Schwangerschaft spontan aus.

Struma während der Schwangerschaft

Eine diffuse Schilddrüsenvergrößerung (Struma oder Kropf genannt) kann Zeichen eines Jodmangels sein, der sich während der Schwangerschaft durch den erhöhten Jodbedarf zeigt. Ausführlich zu diesem Thema lesen Sie auch im Kapitel 6, S. 103 ff. unter diesem Stichwort. Die Therapie besteht aus der abgestimmten Jodgabe durch Tabletten.

Manchmal werden auch Knoten in der Schilddrüse gerade in der Schwangerschaft entdeckt. Diese sollten genau untersucht werden, beispielsweise mittels Ultraschall oder Feinnadelpunktion. Die meisten Knoten sind gutartig. Falls es einen kritischen Befund gibt, so kann die Therapie zumeist bis nach der Geburt warten.

Hashimoto und Schwangerschaft

Etwa 6 Prozent aller Frauen haben eine genetische Veranlagung, an einer Hashimoto-Thyreoiditis (Schilddrüsenentzündung) zu erkranken. Bei einigen wird die Diagnose gestellt, weil diese Frauen eben nicht so leicht schwanger werden können und der Kinderwunsch ohne entsprechende Schilddrüsenhormonbehandlung oft unerfüllt bleibt. Nur selten wird diese Schilddrüsenentzündung genau in der Schwangerschaft diagnostiziert. Generell ist es so, dass die Diagnose durch den Antikörpernachweis abgesichert wird. Dieser führt zu einer entsprechenden Behandlung der Über- bzw. Unterfunktion. Lesen Sie mehr zum Thema im Kapitel 5, S. 93 ff. unter den Stichwort »Hashimoto«.

Im Allgemeinen laufen Schwangerschaften von Frauen mit Hashimoto relativ normal ab. Sie haben allerdings ein erhöhtes Risiko einer Fehlgeburt im ersten Schwangerschaftsdrittel. Darüber hinaus verbessern sich Autoimmunerkrankungen der Schilddrüse generell unter dem Einfluss einer Schwangerschaft. Voraussetzung ist aber, dass die Medikamentierung engmaschig überprüft und entsprechend dem höheren Bedarf angepasst wird.

Die Therapie mit Medikamenten fortzusetzen ist wichtig, weil sonst u. U. Antikörper aus dem Blut der Mutter über die Plazenta in das Blut des Kindes übergehen und beim Neugeborenen eine Schilddrüsenüberfunktion auslösen können. Wichtig ist zudem, die Jodzufuhr für das Kind sicherzustellen, selbst auf die Gefahr hin, dass die Mutter in eine Überfunktion gerät. Ob sich die Hashimoto-Schilddrüsenentzündung mit der Jodtherapie verschlimmert, kann der Arzt an den MAK- bzw. Anti-TPO-Werten erkennen. Regelmäßige Blutuntersuchungen sind deshalb sehr wichtig.

Schilddrüse und die postnatale Phase

Postnatal, postpartum oder postpartal – alle drei Begriffe beschreiben den Zeitraum nach der Entbindung und der reicht von den ersten Tagen und Wochen bis hin zu einem Jahr. So lange braucht der Körper einer Frau, bis sie körperlich, psychisch und hormonell zum Status quo, wie er vor der Geburt war, zurückgefunden hat. Dieses erste Jahr ist aufregend, anstrengend und vor allem von Veränderungen geprägt. Allzu schnell passiert es da, dass die Ursachen für allerlei Missempfindungen nicht genau untersucht, sondern einfach so hingenommen werden.

Da gibt es beispielsweise die **Postpartum-Thyreoiditis**, also eine im Wochenbett auftretende Schilddrüsenentzündung. Typisch dafür ist eine leichte Überfunktion der Schilddrüse, die sich durch innere Unruhe, Herzklopfen und Müdigkeit bemerkbar macht. Nach etwa sechs bis acht Monaten geht diese Überfunktion in eine Unterfunktion über. Manchmal allerdings besteht von auch von Anfang an eine Unterfunktion.

Etwa vier Prozent der »jungen« Mütter durchleben eine solche Phase. Über die Ursachen ist man sich noch nicht so einig, Experten vermuten eine Variante der autoimmunen Schilddrüsenentzündung. Während der Schwangerschaft werden Immunprozesse – und damit auch Autoimmunvorgänge – unterdrückt. Wenn dann nach der Geburt sich das Immunsystem wieder erholt und zur alten Form hochfährt, kann eine Überaktivität der Schilddrüse die Folge sein.

Manchmal läuft diese Schilddrüsenentzündung nahezu symptomlos ab und heilt entsprechend unbemerkt aus. Gelegentlich bleibt eine Unterfunktion auch bestehen. Diese muss dann mit Schilddrüsenhormonen behandelt werden. Bei einer vorübergehenden Überfunktion können Betablocker gegeben werden, um die Herzfunktion zu schützen.

Schilddrüse und Neugeborene

Kaum ist ein Kind geboren, kann die Schilddrüse bereits zum Problem werden – und zwar dann, wenn bei den Neugeborenenuntersuchungen festgestellt wird, dass das Organ der Schilddrüse ganz oder teilweise fehlt. Eine Schilddrüsenunterfunktion bzw. der Funktionsausfall ist die logische Konsequenz.

Eine solche angeborene Hypothyreose trifft statistisch gesehen eines von etwa 4000 Babys. Entsprechend wichtig ist die Früherkennung. Denn die Schilddrüsenhormone sind notwendig, damit die geistige und körperliche Entwicklung des Kindes normal verläuft. Durch eine Frühbehandlung können u. a. bleibende Schäden am Nervensystem des Säuglings, wie zum Beispiel eine geistige Behinderung, vermieden werden. In Deutschland ist für alle Neugeborenen deshalb eine Screeninguntersuchung zur Früherkennung von Stoffwechselerkrankungen, wie auch der Schilddrüsenhormonmangel eine ist, vorgesehen.

Der Fersenbluttest

Rund 12 schwere Stoffwechsel- und Hormonerkrankungen werden hierbei mit einem Pieks getestet. Die Blutentnahme über die Ferse ist die schonendste Variante und der kleine Schmerz schnell vergessen. Das Blut wird auf kreisrunde, filterpapierähnliche Flächen geträufelt und getrocknet ins Labor geschickt. Daraus können dann kleine Proben durch die unterschiedlichen Testverfahren extrahiert werden. Idealerweise wird das Screening 36 Stunden nach der Geburt (spätestens jedoch am 5. Tag danach) durchgeführt, meist in Verbindung mit der Vorsorgeuntersuchung U2.

Viele Störungen, die bei dieser Untersuchung getestet werden, benötigen eine schnellstmögliche Behandlung oder Ernährungsanpassung, um langfristige Schäden für das Kind zu verhindern.

Die Ursachen der angeborenen Schilddrüsenunterfunktion sind beispielsweise:
- Das Fehlen der Schilddrüse
- Veränderung des Schilddrüsengewebes mit Funktionsverlust
- Störungen der Schilddrüsenhormonproduktion
- Schädigung der kindlichen Schilddrüse während der Schwangerschaft im Mutterleib (beispielsweise durch schweren Jodmangel, eine Schilddrüsenunterfunktion der Mutter oder eine 131-Radiojodtherapie)

Die primäre Hypothyreose ist die weitaus häufigste Form der Schilddrüsenunterfunktion. Die Ursache der Erkrankung liegt dabei in der Schilddrüse selbst. Dabei unterscheiden Mediziner angeborene und erworbene Formen von Schilddrüsenunterfunktion. Bei Neugeborenen steht die angeborene Variante im Mittelpunkt. Man unterscheidet:
- Manche Kinder werden ohne Schilddrüse geboren, das nennt man Athyreose.
- Bei anderen ist die Schilddrüse fehlerhaft entwickelt, das nennt man dann Schilddrüsendysplasie.
- Die dritte Variante ist eine Störung bei der Produktion von Schilddrüsenhormonen.

► Manchmal ist die Schilddrüse nicht im Hals, sondern unterhalb der Zunge angelegt. Das nennt man dann sublinguale Ektopie.
► Auch wenn eine Schwangere eine zu hoch dosierte thyreostatische Therapie gegen eine Überfunktion ihrer Schilddrüse erhält, kann das Kind im Mutterleib eine Hypothyreose entwickeln.

So erkennt man eine Unterfunktion beim Baby
Eine angeborene Schilddrüsenunterfunktion kann sich bereits im Mutterleib oder zur Zeit der Geburt auswirken. Meist jedoch machen sich die Anzeichen in den ersten Lebensmonaten bemerkbar, allerdings sollte es dazu gar nicht erst kommen, weil sie durch das Screening erkannt sein müsste. Typisch sind gegebenenfalls eine verminderte Aktivität und Bewegungslust der Babys, sie trinken schlecht, weil auch die Zunge vergrößert ist, hinzu kommt eine verlängerte Neugeborenengelbsucht. Eine nicht bzw. zu spät behandelte Hypothyreose führt zu Entwicklungsstörungen an Knochen (Kleinwuchs) und am Nervensystem (Gehirn). Die schwere Form der unbehandelten Schilddrüsenunterfunktion wird Kretinismus genannt.

Die Behandlung einer angeborenen Schilddrüsenunterfunktion
Wird eine angeborene Hypothyreose direkt nach der Geburt erkannt und behandelt, entwickeln sich die Kinder normal. Eine verspätete Therapie kann zwar den Kleinwuchs noch stoppen, die Hirnschäden jedoch sind sehr oft schon irreversibel.

Kinder mit einer angeborenen Schilddrüsenunterfunktion müssen täglich die fehlenden Schilddrüsenhormone einnehmen.

Typische Symptome bei angeborener Unterfunktiom
► Verminderte Aktivität und Bewegung
► Trinkschwäche
► Vergrößerte Zunge
► Verlängerte Neugeborenengelbsucht

Schilddrüsenprobleme bei Babys und Kindern

Unabhängig davon, ob schon bei der Neugeborenenuntersuchung ein Schilddrüsenproblem festgestellt wurde oder nicht, können in jedem Alter Schilddrüsenprobleme auftreten. Das Spektrum reicht – wie beim Erwachsenen – von einer Über- oder Unterfunktion der Schilddrüse über einen Morbus Basedow bis zu einer Hashimoto-Thyreoiditis. Die zeitnahe Therapie ist im Kindesalter extrem wichtig, weil eine unbehandelte Schilddrüsenstörung schwere gesundheitliche Schäden auslösen kann.

Obwohl alle Fehlfunktionen oder -bildungen wenig offensichtlich sind, handelt es sich immer um eine behandlungsbedürftige Erkrankung.

Symptome einer Unterfunktion bei Kindern

▶ Schwäche und Müdigkeit

▶ Kälteempfindlichkeit

▶ Verstopfung und Übergewicht

▶ Heiserkeit, u. U. deutlich vergrößerte Schilddrüse (Kropf), erkennbar an einem »dicken« Hals

▶ Verzögerte geistige und körperliche Entwicklung mit Kleinwuchs und Ausbleiben der Pubertät

---

Erworbene Schilddrüsenunterfunktion

Man unterscheidet generell eine angeborene von einer erworbenen Schilddrüsenunterfunktion. Alles über die angeborene Variante lesen Sie weiter oben in diesem Kapitel.

Die Ursachen für eine erworbene Schilddrüsenunterfunktion liegen häufig darin, dass nicht ausreichend Schilddrüsenhormone produziert werden. Ein Hauptgrund ist eine Mangelversorgung mit Jod. In der Folge vergrößert sich die Schilddrüse, es bildet sich ein Kropf (= Struma). Durch dieses Mehr an Schilddrüsengewebe kann zumeist lange Zeit eine normale Schilddrüsenhormonversorgung aufrechterhalten werden. Je größer der Jodmangel jedoch ist, desto schneller gerät die körpereigene Kompensation an ihre Grenzen – es entsteht eine Schilddrüsenunterfunktion.

Manchmal sind aber auch die Steuerungssysteme im Gehirn Hypophyse und Hypothalamus gestört, die für eine geregelte Schilddrüsenhormonproduktion zuständig sind.

Unbehandelt sind die Folgen dramatisch: Nämlich eine zunehmende Verzögerung der geistigen und körperlichen Entwicklung, wobei die Beschwerden insbesondere zu Beginn nicht eindeutig sein können.

Angeborene Überfunktionen der Schilddrüse

Eine Überfunktion per se ist bei Kindern und Jugendlichen eher selten. Allerdings gibt es eine vererbte Variante, die man Morbus Basedow nennt. Mädchen sind davon häufiger betroffen als Jungen, insbesondere in der Pubertät. Lesen Sie ausführlich zu diesem Krankheitsbild im Kapitel 5, S. 75 ff..

Leidet die Mutter während der Schwangerschaft schon an einem Morbus Basedow, gehen die Antikörper der Mutter auf das Kind über. In der Konsequenz kann es zu einer Überstimulation der kindlichen Schilddrüse kommen. Die Schilddrüse produziert mehr Hormone (T4 und T3) als notwendig, obwohl die TSH-Werte im Blut normal erscheinen.

Diese angeborene Überfunktion der Schilddrüse ist sehr selten. Lediglich 0,2 Prozent der Schwangeren leiden an einem Morbus Basedow, und von ihren Kindern erkrankt nur ein Prozent dauerhaft an dieser Autoimmunerkrankung.

Symptome einer Überfunktion bei Kindern

▶ Nervosität, Unruhe, Schlaflosigkeit, Zittern der Hände
▶ Wärmeempfindlichkeit, Schwitzen
▶ Durchfälle, Gewichtsverlust
▶ Druckempfindliche Kropfbildung am Hals
▶ Typisch »hervorstehende« Augen

Hashimoto-Thyreoiditis bei Kindern und Jugendlichen

Häufigste Schilddrüsenentzündung bei Kindern ist die Hashimoto-Schilddrüsenentzündung. Es handelt sich dabei um eine Autoimmunerkrankung. Lesen Sie ausführlich über diese Erkrankung im Kapitel 5, S. 93 ff.

Bei der Hashimoto-Thyreoiditis sind Antikörper gegen das Schilddrüsengewebe nachweisbar. Diese lösen eine chronische Entzündung im Schilddrüsengewebe aus. Im Anfangsstadium der Erkrankung treten aus erkrankten Schilddrüsenzellen zunächst vermehrt Hormone in das Blut über – eine Schilddrüsenüberfunktion ist die Folge. Langfristig geht diese jedoch durch einen dauerhaften Zelluntergang in eine Unterfunktion über.

Bei der Fülle der unterschiedlichsten Symptome (in jedem Altersabschnitt) wird deutlich, dass die Diagnosestellung gar nicht so einfach ist. Fehldiagnosen liegen nahe. Da es bei der Hashimoto-Thyreoiditis sowohl zu einer Über- also auch zu einer Unterfunktion kommt (abhängig vom Verlauf), wird sie häufig übersehen. So kann eine **Schilddrüsenüberfunktion** bedingt durch Hashimoto mit einem ADHS (= Aufmerksamkeitsdefizit-Hyperaktivitätsstörung) oder einer Essstörung wie der Magersucht verwechselt werden. Eine **Schilddrüsenunterfunktion** kann im Gegensatz dazu Übergewicht im Kindesalter begünstigen. Hier haben Studien gezeigt, dass eine Regulierung des TSH-Wertes auch Körpergewicht mindert. Zudem kann die Unterfunktion zu depressiven Verstimmungen und Intelligenzminderung führen.

Sorgsam therapieren

Bei Kindern und Jugendlichen sind generell alle Schilddrüsenerkrankungen und -fehlfunktionen wie bei erwachsenen Patienten möglich. Die Therapie wird – altersmäßig angepasst – ebenso wie bei Erwachsenen durchgeführt und sollte ernst genommen werden.

Schilddrüse und Wechseljahre

Spätestens, wenn Frauen um die 50 Jahre alt sind, werden für alle möglichen Beschwerden gern die nahenden Wechseljahre verantwortlich gemacht. Tatsächlich sind die Symptome täuschend ähnlich: Schlafstörungen, Zyklusbeschwerden, Hitze und Stimmungsschwankungen können ebenso gut von einer Schilddrüsenfehlfunktion kommen.

Das Risiko dafür steigt ab der Lebensmitte. Mehr als die Hälfte der über

45-Jährigen haben es tatsächlich mit der Schilddrüse zu tun, wenn sie eigentlich die Wechseljahre im Verdacht haben. Im Zweifelsfall sollte man seinen Verdacht mit dem Arzt besprechen und einen Bluttest im Hinblick auf eine Schilddrüsenfehlfunktion machen lassen.

Schwitzen und Hitzewallungen

Zwischen dem Schwitzen und den für die Wechseljahre typischen Hitzewallungen ist ein großer Unterschied. Im Klimakterium kommt es zur sogenannten »aufsteigenden Hitze«, die plötzlich und ohne körperliche Anstrengung entsteht.

Feuchte Haut, zittrige Hände und das Gefühl, ständig zu warm bekleidet zu sein, weisen hingegen auf eine Überfunktion der Schilddrüse hin. Die Frauen erleben diese Hitzewallung nicht als aufsteigend.

Kapitel 8

THERAPIEN – SO WIRD BEHANDELT

Patienten, die an einer Schilddrüsenfehlfunktion leiden, müssen behandelt werden. Die Therapiemöglichkeiten richten sich nach der Art der Erkrankung. Es gibt Medikamente, die bei einer Unterfunktion einen Hormonmangel ausgleichen und solche, die einen Hormonüberschuss eindämmen. Darüber hinaus steht auch die Radiojodtherapie beispielsweise bei Überfunktion zur Verfügung. Manchmal ist eine Operation das Mittel der Wahl.

Aber auch für die Behandlung gilt: Einfache Lösungen gibt es bei Schilddrüsenproblemen selten. Es braucht unter Umständen Fingerspitzengefühl und Geduld, bis man **die** individuelle Therapie gefunden hat.

Jede Schilddrüsentherapie ist einzigartig

Diagnose und Behandlung nach Schema F gibt es im Bereich der Schilddrüsenerkrankungen nicht. Selbst wenn die »Zutaten« bekannt und erprobt sind, müssen sie jedoch für jeden Patienten neu gemischt und maßgeschneidert angepasst werden. Deshalb kann auch dieses Kapitel nur die Zutaten beschreiben und erklären, was man damit machen kann, die individuelle Behandlung entwickelt natürlich der behandelnde Arzt.

In den letzten Kapiteln haben Sie zu den jeweiligen Schilddrüsenerkrankungen bereits Hinweise über die Therapie der Wahl gelesen. Auf diesen Seiten werden die einzelnen Verfahren näher beleuchtet und die Kombinationsmöglichkeiten gezeigt. Im besten Fall helfen Ihnen diese Seiten zu verstehen, was schlussendlich auf Ihrem Rezept steht. Und warum die Krankenkasse das eine zahlt und das andere nicht. Den Empfehlungen des Arztes zu folgen ist allerdings nichts, was sich zwischen Daumen und Zeigefinger abspielen sollte. Denn: Gesundheit ist unbezahlbar!

Hormontherapie bei Schilddrüsenunterfunktion

Bei einer Schilddrüsenunterfunktion kann die Schilddrüse (aus welchem Grund auch immer) den Organismus nicht ausreichend mit Schilddrüsenhormonen versorgen. Um den Mangel auszugleichen, gibt es die fehlenden Hormone als Tabletten oder als Lösung zum Einnehmen. Im europäischen Raum werden Schilddrüsenhormone zur Therapie synthetisch hergestellt. Diese Kopie vom Original nennt man **bioidentisch**. Das bedeutet, die künstlich hergestellten Hormone sind von den körpereigenen nicht zu unterscheiden – und zwar weder im Labor noch vom Körper selbst. Der entsprechende Wirkstoff ist das Levothyroxin – LT4. Dieses gibt es auch in Kombination mit Liothyronin, was dem T3 entspricht.

Zumeist werden die Hormone einschleichend verabreicht. Das bedeutet, dass die Dosis über einen längeren Zeitraum von einem Minimum stetig erhöht wird, bis der angestrebte Level erreicht ist. Der Hintergrund ist, dass der Organismus nicht ad hoc mit normalen Hormonkonzentrationen überfordert werden soll. Bei einer einschleichenden Therapie kann der Arzt jederzeit eingreifen, wenn es beispielsweise zu viele Hormone werden.

Bei einer Hormontherapie ist der Einnahmemodus extrem wichtig. Die Tabletten oder Tropfen sollten stets zum **gleichen Zeitpunkt**, am besten morgens, eine **halbe Stunde vor dem Frühstück,** mit **einem Glas Wasser** eingenommen werden. Nur so ist eine optimale Aufnahme der Hormone durch den Körper möglich (man nennt das Resorption). Wichtig ist auch, dass man zur gleichen Zeit nicht weitere Medikamente einnimmt.

Individuelle Abweichungen von diesem Schema sind möglich, sollten aber unbedingt mit dem Arzt besprochen werden, um eventuelle Kreuzreaktionen zu vermeiden.

Schilddrüsenhormonpräparate stehen in unterschiedlichen Dosierungen zur Verfügung. Das ist gut, weil es bei der exakten Dosis oft auf ein µ ankommt, ob es passt oder eben nicht passt. Das hört sich nicht nur kompliziert an, das ist auch kompliziert. In der einschleichenden Dosierungsphase kontrolliert der Arzt durch wiederholte Blutlaborkontrollen, wie sich die Werte von TSH, T4 und T3 unter der jeweiligen Dosis entwickeln. Parallel dazu liefert der Patient Informationen, ob sich seine Beschwerden verbessern oder schlimmer werden.

Als ob die richtige Dosis nicht schon kompliziert genug ist, auch der Hersteller des Medikaments spielt eine Rolle. Selbst wenn in allen Präparaten der gleiche Wirkstoff in gleicher Höhe enthalten ist, kann die Wirkung beim einzelnen Patienten höchst unterschiedlich sein.

Deshalb notiert der Arzt auf dem Rezept den Namen des Herstellers und das Produkt. Nichts anderes darf dann dem Patienten verkauft werden. Das ist insofern relevant, als dass der Organismus gerade bei einer Schilddrüsenunterfunktion manchmal auch erheblich auf verwendete Bindemittel und Zusatzstoffe reagiert. In einigen Fällen ist ein Hormon nicht genug; in Bezug auf die Schilddrüsenhormone bedeutet das, dass einige Patienten mit der Gabe von LT4 allein nicht ausreichend versorgt sind. Zwar wird unter normalen Umständen aus T4 vom Körper selbst T3 gebildet, aber bei einigen Patienten funktioniert das nicht besonders gut. Das zeigt sich im Wesentlichen dadurch, dass zwar die Laborwerte fast perfekt sind, aber die leidigen Symptome nicht verschwinden. In diesem Fall besteht die Möglichkeit, ein Kombinationspräparat zu verordnen, indem sowohl LT4 als auch LT3 enthalten ist, oder aber beide Hormone unabhängig voneinander einzunehmen. Zu Risiken und Nebenwirkungen – fragen Sie Ihren behandelnden Arzt.

Schilddrüsenunterfunktion braucht mehr als nur Hormone

Nur ein Tablette – und gut ist es? Nicht bei der Schilddrüse. Manchmal reicht es eben nicht, allein auf das Hormondefizit zu schauen – ein Blick auf verschiedene Mikronährstoffe lohnt immer. Im Wesentlichen orientiert sich der Bedarf am Mangel und deshalb ist bei Laboruntersuchungen des Blutes ein erweitertes Schema, das beispielsweise auch Selen, Eisen und Vitamin D erfasst, sehr aufschlussreich. Oft sind es genau diese kleinen Puzzleteile, die dem Körper fehlen, um eine Hormonersatztherapie optimal wirken zu lassen.

Hier die relevanten Nährstoffe im Einzelnen:

Jod

In Kombination mit T4 wird häufig zudem Jod gegeben, insbesondere um Strumen und Schilddrüsenknoten im Griff zu haben. Das Spurenelement ist eine lebensnotwendige Substanz, die die Schilddrüse unbedingt braucht. Ausführlich zum Thema „Jodversorgung" lesen Sie im Kapitel 2, S. 16 f. Jodmangelbedingte Schilddrüsenkrankheiten (Struma oder Knoten) werden zusätzlich mit Jodidtabletten behandelt. Die Einnahme ist unbedenklich und macht in der Regel keine Nebenwirkungen. Jodidtabletten sind rezeptfrei in der Apotheke erhältlich; wer sie in Kombination mit Schilddrüsenhormonen nimmt, sollte das mit dem behandelnden Arzt absprechen.

Kontraindikation: Schilddrüsenüberfunktion, beispielsweise bei Morbus Basedow oder heißen Knoten, auch bei Hashimoto ist Jod unter Umständen gar nicht gut.

Selen

Für die Schilddrüse ist das Spurenelement Selen unverzichtbar. Erst mithilfe von Selen kann das Schilddrüsenhormon Thyroxin (T4) in die höher wirksame Form, das sogenannte T3 (Trijodthyronin), umgewandelt werden. In der Schilddrüse finden sich außerdem hohe Mengen selenabhängiger, antioxidativer Enzyme. Sie schützen das Gewebe beispielsweise vor Schäden durch freie Radikale, die bei der Hormonproduktion entstehen können.

Selen schützt die Schilddrüse und macht sie weniger anfällig für Schilddrüsenentzündungen.

Selen und Hashimoto-Thyreoiditis

Durch die zusätzliche Gabe von Selen können die Antikörper, die sich bei einer Autoimmunerkrankung bilden, reduziert werden. Dadurch fühlen sich die Patienten wohler und sind schneller beschwerdefrei. Selen stellt momentan den einzigen Therapieansatz dar, der nachweislich Entzündungsprozesse in der Schilddrüse beeinflussen kann.

Selen und Morbus Basedow

Bei Morbus Basedow (der ja mit einer Überfunktion einhergeht) kommt ebenfalls Selen – und zwar hoch dosiert – zum Einsatz. Es unterstützt den Heilungsprozess und schützt die Schilddrüse vor Schäden durch freie Radikale. Zudem unterstützt Selen bei den typischen Augenentzündungen und Weichteilschwellungen.

Die Dejodase braucht Selen

Bei der Umwandlung von T4 in T3 in den Organen spielt Selen eine entscheidende Rolle (vgl. Kapitel 3, S. 41). Aus diesem Grund ist die Unterstützung der Hormontherapie durch T4 zumeist durch Selen zusätzlich nötig.

Die richtige Dosis finden

Um die richtige Dosierung zu finden, braucht es zumeist die Fachkompetenz des Arztes und eine Kontrolle der Werte übers Blutbild. Der normale Selenbedarf liegt zwischen 50 und 100 µg.

Nährstoffe, die (nicht nur) die Schilddrüse braucht

Viele Menschen glauben, wenn sie nur ab und zu ein Multivitaminpräparat einwerfen, tun sie ihrem Körper schon etwas Gutes. Allein – das reicht nicht: Einerseits sind die meisten dieser Multipräparate insgesamt zu niedrig dosiert, andererseits ist es ein »Gemischtwarenangebot«, dass gerade bei bestimmten Schilddrüsenerkrankungen eher unverträglich ist (im Fachjargon kontraindiziert).

Nährstoffe, die insbesondere die Schilddrüse braucht, sind Folgende:

Eisen

Eisen gehört zu den wichtigsten Spurenelementen, und wird im Körper überall gebraucht. Ein Mangel an Eisen beeinflusst viele Organe und somit auch die Schilddrüse ganz wesentlich. Die Eisenaufnahme durch die Nahrung ist schwierig, weil die Aufnahme des Spurenelements über den Magen-Darm-Trakt nicht besonders effektiv ist. Eisenhaltige Nahrungsmittel sind beispielsweise rotes Fleisch oder Rote Bete. Viel wichtiger ist allerdings, dass die Produktion von Schilddrüsenhormonen eisenabhängig ist. Zuwenig Eisen = zu wenige Hormone! Auf eine ausgeglichene Eisenzufuhr sollte vor allem bei Patienten mit Hashimoto, einer Struma oder einer latenten Schilddrüsenunterfunktion geachtet werden.

Vitamin D

Das Vitamin D ist eigentlich kein Vitamin, da es überwiegend vom Körper selbst gebildet wird. Es entsteht im Organismus durch Sonnenlicht. Rund 80 Prozent des Bedarfs kann so gedeckt werden – der Rest kommt aus der Nahrung. Gerade im Winter kommt es zu Vitamin-D-Mangel, der durch entsprechende Präparate ausgeglichen werden muss.

Omega 3

Omega-3-Fettsäuren gehören zu den essentiellen Fettsäuren – und da der Körper diese nicht selbst bilden kann, müssen sie über die Nahrung aufgenommen werden. Sie sind unter anderem für die Produktion von Hormonen (auch Schilddrüsenhormonen) zuständig und an verschiedenen Stoffwechselprozessen beteiligt. Zudem hilft Omega 3 dabei, antientzündliche Stoffe zu bilden. Omega 3 ist unter anderem in Nahrungsergänzungsmitteln enthalten – beispielsweise in Lein- oder Fischöl, das als Kapseln angeboten wird. Damit tut man dem ganzen Körper etwas Gutes und schützt vor allem das Herz-Kreislauf-System. Auch der Cholesterinwert kann sich verbessern.

Kalium

Kalium ist ein Mineralstoff, der den Flüssigkeitshaushalt im Körper reguliert. Außerdem ist er zuständig dafür, dass elektrische Impulse an Nerven- und Muskelzellen weitergeleitet werden. In der Schilddrüse hilft Kalium dabei, dass genügend Jod in die Schilddrüsenzellen gelangt. Der Kaliumbedarf kann in der Regel gut über die Nahrung gedeckt werden – und was zu viel ist, wird einfach ausgeschieden.

Wenn ein Kaliummangel entsteht, dann hat das für den Körper Konsequenzen. Der häufigste Grund für einen Mangel ist beispielsweise die Einnahme von Diuretika (= das sind Mittel, die Flüssigkeit aus dem Körper ausschwemmen sollen). Diuretika kommen beispielsweise bei Herz-Kreislauf-Erkrankungen zum Einsatz.

Ein Mangel sollte unbedingt ausgeglichen werden.

Schilddrüsenüberfunktion hemmen

Bei einer Überfunktion der Schilddrüse werden zu viele Schilddrüsenhormone ins Blut abgegeben und überschwemmen regelrecht den Organismus. Über die Ursachen und Erkrankungen lesen Sie in Kapitel 5 und 6 ausführlich nach.

Entgegen der langfristigen bzw. lebenslangen Therapie mit Hormonen bei einer Unterfunktion werden hemmende Medikamente zeitlich begrenzt bzw. kurzfristig eingesetzt. Im Fachjargon nennt man sie **Thyreostatika**, wobei Thyreo für »Schilddrüse« steht und »statika« übersetzt »anhalten« bedeutet.

Schilddrüsenblocker umfassen eine Gruppe von Medikamenten, die die Bildung der Schilddrüsenhormone verlangsamen oder ganz blockieren. Ziel ist es, dass sich dadurch die Hormonkonzentration im Blut normalisiert und damit auch die Symptome der Überfunktion verschwinden. In der Tat ist der Einsatz dieser Medikamente nicht unproblematisch, weil durchaus Nebenwirkungen auftreten können. Aus diesem Grund sind auch engmaschige Laborkontrollen während der Einnahme erforderlich.

Die Wirkung der Thyreostatika besteht darin, dass sie die Bildung von Schilddrüsenhormon hemmen, indem sie das Enzym Schilddrüsenperoxidase (TPO) in seiner Funktion behindern. Eine andere Substanz der Medikamente hemmt zusätzlich die Umwandlung von T4 zu T3 in den Zellen.

Im Wesentlichen werden diese Medikamente bei Morbus Basedow (vgl. Kapitel 5, S. 75 ff.) eingesetzt. Dabei werden sie über ein Jahr (bis maximal 18 Monate) eingenommen. Häufig kommt es dabei zu einer Spontanheilung, weil das Immunsystem über die Zeit »vergisst«, Antikörper zu bilden.

Überwiegend werden Thyreostatika jedoch nur kurzfristig eingesetzt, beispielsweise um eine andere Therapie (Radiojodtherapie) bzw. Lösung (Operation) des Überfunktionsproblems vorzubereiten.

Um das Problem der Überfunktion langfristig zu lösen, muss man über eine Radiojodtherapie oder eine (Teil-)Operation nachdenken. Allerdings gibt es für leichte Überfunktionen der Schilddrüse eine pflanzliche Alternative – das Wolfstrappkraut (Lycopus europaeus). Es kann ohne Bedenken über einen längeren Zeitraum eingenommen werden, ist allerdings in der Wirkung reduzierter als die pharmazeutisch hergestellten Thyreostatika.

Gewichtszunahme durch Thyreostatika

Während einer Schilddrüsenüberfunktion verlieren viele Patienten rasant an Gewicht und gleichen dies durch mehr Kalorien aus. Während der medikamentösen Therapie muss die Ernährung rasch angepasst werden, weil man sonst ebenso rasant zunimmt.

Radiojodtherapie – hilfreiche Strahlen

Radiojod ist eine besondere Form des Jods, die vom Körper genauso aufgenommen wird wie das natürlich vorkommende Jod. Es reichert sich vor allem in überaktiven Schilddrüsenzellen an. Beim Zerfall sendet es anders als das natürliche Jod radioaktive Strahlung aus, mit der das umliegende Gewebe zerstört werden kann. Das verabreichte Radiojod hat allerdings nur eine geringe Strahlenreichweite von etwa zwei Millimetern. Deshalb bleibt die Wirkung auf die Schilddrüsenzellen beschränkt.

Zugegeben, die Vorstellung ist ein wenig furchteinflößend, aber die Radiojodtherapie ist wirklich eine probate und erfolgreiche Therapie, um eine Schilddrüsenüberfunktion in den Griff zu bekommen. Die Behandlung erfolgt in Deutschland (aufgrund des Strahlenschutzgesetzes) während eines meist drei- bis fünftägigen Aufenthaltes in speziellen nuklearmedizinischen Abteilungen größerer Kliniken. In Österreich und der Schweiz erfolgt die Behandlung zumeist ambulant, da die Gesetzeslage eine andere ist. Der Ablauf des Verfahrens ist jedoch überall gleich.

Zumeist erhält der Patient das Radiojod in Form einer Kapsel am Tag der Aufnahme. Es ist weder zu riechen, noch zu schmecken oder gar zu fühlen. Gelegentlich kann ein Anschwellen der kranken Schilddrüse auftreten.

Mit der Radiojodbehandlung wird Schilddrüsengewebe in seiner Funktion eingeschränkt oder im Volumen reduziert. Zum Einsatz kommt dieses Verfahren beispielsweise bei einer Struma (= Kropf), bei heißen Knoten oder dem Morbus Basedow.

Häufig ist nach der Radiojodbehandlung die Gabe von Schilddrüsenhormonen notwendig. Sie sollen ein erneutes Wachstum von Schilddrüsengewebe verhindern bzw. eine eingeschränkte Schilddrüsenfunktion ersetzen.

Operation – ganz oder gar nicht?

Bei Schilddrüsenoperationen gilt der Grundsatz: So wenig wie möglich, so viel wie nötig. Die Empfehlung des behandelnden Arztes richtet sich immer nach der ursprünglichen Diagnose.

Ist zum Beispiel aufgrund einer Struma oder einer Überfunktion eine Operation erforderlich, entfernt der Chirurg bei gutartigem Gewebe in der Regel die krankhaft veränderten Schilddrüsenanteile. Im Idealfall verbleiben auf beiden Seiten kleine Restlappen.

Handelt es sich bei der Ursprungsdiagnose um einzelne, isolierte Knoten, so werden eben auch nur diese aus der Schilddrüse herausoperiert. Das Ziel ist eine Schilddrüse ohne Knoten. Es kann aber auch nötig sein, die gesamte Schilddrüse zu entfernen, wie zum Beispiel bei Schilddrüsenkrebs. Die Operation hinterlässt eine kleine Narbe im unteren Halsbereich.

Schilddrüsenoperationen gehören heute – ähnlich wie Blinddarmoperationen – zu den Standardeingriffen. Trotzdem können nach Operationen Schmerzen oder leichte Beschwerden im Bereich der frischen Narbe auftreten. Diese sind jedoch vorübergehend.

In sehr seltenen Fällen können die Stimmbandnerven, die sehr nah an der Schilddrüse vorbeiführen, beeinträchtigt werden. Auch hierbei kann es sich um eine vorübergehende Funktionsstörung handeln, die sich wieder zurückbildet.

Nach der Operation ist (je nach verbliebenem Schilddrüsengewebe) fast immer eine weiterführende Behandlung mit Jodid und/oder Schilddrüsenhormonen notwendig. Die medikamentöse Einstellung ist nötig, um ein neuerliches Wachstum der verbliebenen Schilddrüse und eine Unterversorgung des Körpers mit Schilddrüsenhormonen zu vermeiden.

Glossar

Adenom ist ein gutartiger Schilddrüsentumor.

Autoimmunerkrankungen entstehen, wenn der Organismus die eigenen Körperzellen angreift und u. U. zerstört. Die Ursachen sind bislang unbekannt.

Autonome Hyperthyreose bezeichnet eine Schilddrüsenüberfunktion.

Cholesterin ist in der Laboruntersuchung der Blutfettwert, der sich aus den Unterwerten HDL, LDL und Triyglyceride bildet.

Diabetes mellitus ist eine chronische Stoffwechselerkrankung. Die beiden wichtigsten Formen sind Typ-1- und Typ-2-Diabetes.

Endokrinologie ist Lehre von der Funktion der Drüsen. Es ist ein Fachbereich der Inneren Medizin.

Freies T3 und T4 (auch fT3 und fT4) gehören ebenfalls zu den peripheren Schilddrüsenhormonen. Während T3 und T4 an ein sogenanntes Transportprotein (das ist eine Eiweißform) gebunden sein müssen, können freie T3- und T4-Hormone ungebunden als Botenstoffe durchs Blut zirkulieren.

Hashimoto-Thyreoiditis ist eine Autoimmunerkrankung der Schilddrüse, die langfristig zu einer Unterfunktion führt.

Hyperfunktioneller Knoten ist ein heißer Knoten.

Hypofunktioneller Knoten ist ein kalter Knoten.

Hypophyse (Hirnanhangdrüse) ist das zentrale Steuerorgan für viele hormonelle Funktionen im Körper.

Hypothalamus ist das zentrale Steuerungsorgan des vegetativen Nervensystems.

Hypothyreose ist die Bezeichnung für eine Schilddrüsenunterfunktion.

L-Thyroxin ist eine Bezeichnung für das Schilddrüsenhormon T4.

Morbus-Basedow ist eine Autoimmunerkrankung der Schilddrüse, die mit einer Überfunktion einhergeht.

Multiple Sklerose (MS, Encephalomyelitis disseminata) ist eine chronisch entzündliche Erkrankung des Nervensystems.

Osteoporose ist eine Erkrankung des Knochenstoffwechsels.

PCO-Syndrom, vermehrte Bildung männlicher Hormone, die den weiblichen Hormonzyklus stören.

Radiojodtherapie ist ein Behandlungsverfahren bei dem durch die Verabreichung von radioaktivem Jodisotop teilweise das Gewebe der Schilddrüse kontrolliert geschädigt wird.

Struma ist eine kropfartige Vergrößerung der Schilddrüse.

Szintigrafie ist ein bildgebendes Verfahren, bei dem spezielle radioaktive Substanzen dabei helfen, die Aufnahme von Jod in der Schilddrüse darzustellen.

Thyreoiditis ist der Fachbegriff für Schilddrüsenentzündung.

Thyroxin bzw. L-Thyroxin (T4) sind chemisch gesehen eine Vorstufe zum T3. Deshalb gibt es zumeist dreimal mehr T4-Hormone im Organismus als T3. Sie werden bedarfsgerecht in den Körperzellen umgewandelt.

Trijodthyronin (T3) ist das wirkungsvollste Schilddrüsenhormon und bleibt bis zu 19 Stunden im Organismus, bevor es abgebaut wird.

TSH steht für Thyreotropin. Dieses Hormon wird auch als Thyreoidea stimulating hormone bezeichnet.